中国医学临床百家

张丰菊 / 著

激光角膜屈光手术矫正近视

张丰菊 2024 观点

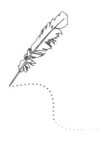

科学技术文献出版社
SCIENTIFIC AND TECHNICAL DOCUMENTATION PRESS

·北京·

图书在版编目（CIP）数据

激光角膜屈光手术矫正近视张丰菊2024观点 / 张丰菊著. -- 北京：科学技术文献出版社，2024.8. -- ISBN 978-7-5235-1665-2

Ⅰ. R779.63

中国国家版本馆 CIP 数据核字第 2024J63M29 号

激光角膜屈光手术矫正近视张丰菊2024观点

策划编辑：蔡 霞　　责任编辑：蔡 霞　　责任校对：张 微　　责任出版：张志平

出 版 者	科学技术文献出版社	
地 址	北京市复兴路 15 号　邮编　100038	
编 务 部	（010）58882938，58882087（传真）	
发 行 部	（010）58882868，58882870（传真）	
邮 购 部	（010）58882873	
官 方 网 址	www.stdp.com.cn	
发 行 者	科学技术文献出版社发行　全国各地新华书店经销	
印 刷 者	北京地大彩印有限公司	
版 次	2024 年 8 月第 1 版　2024 年 8 月第 1 次印刷	
开 本	710×1000　1/16	
字 数	70 千	
印 张	8.25	
书 号	ISBN 978-7-5235-1665-2	
定 价	98.00 元	

序
Preface

韩启德

　　欧洲文艺复兴后，以维萨利发表《人体构造》为标志，现代医学不断发展，特别是从 19 世纪末开始，随着科学技术成果大量应用于医学，现代医学发展日新月异，发生了根本性的变化。

　　在过去的一个世纪里，我国现代化进程加快，现代医学也急起直追。但由于启程晚，经济社会发展落后，在相当长的时期里，我国的现代医学远远落后于发达国家。记得 20 世纪 50 年代，我虽然生活在上海这个最发达的城市里，但是母亲做子宫切除术还要到全市最高级的医院才能完成。我患猩红热继发严重风湿性心包炎，只在最严重昏迷时用过一点青霉素。20 世纪 60—70 年代，我从上海第一医学院毕业后到陕西农村基层工作，在很多时候还只能靠"一根针，一把草"治病。但是改革开放仅仅 30 多年，我国现代医学的发展水平已经接近发达国家。可以说，世界上所有先进的诊疗方法，中国的医生都能做，有的还做得更好。更为可喜的是，近年来我国医学界开始取得越来越多的原创性成果，在某些点上已经处于世界领先地位。中国医生已经不再盲从发达国家的疾病诊疗指南，而能根据我们自己的经验和发现，根据我国自己的实际情况制定临床标准和规范。我们越来越有自己的东西了。

要把我们"自己的东西"扩展开来，要获得越来越多"自己的东西"，就必须加强学术交流。我们一直非常重视与国外的学术交流，第一时间掌握国外学术动向，越来越多地参与国际学术会议，有了"自己的东西"也总是要在国外著名刊物去发表。但与此同时，我们更需要重视国内的学术交流，第一时间把自己的创新成果和可贵的经验传播给国内同行，不仅为加强学术互动，促进学术发展，更为学术成果的推广和应用，推动我国医学事业发展。

我国医学发展很不平衡，经济发达地区与落后地区之间差别巨大，先进医疗技术往往只有在大城市、大医院才能开展。在这种情况下，更需要采取有效方式，把现代医学的最新进展以及我国自己的研究成果和先进经验广泛传播出去。

基于以上考虑，科学技术文献出版社精心策划出版"中国医学临床百家"丛书。每本书涵盖一种或一类疾病，由该疾病领域领军专家撰写，重点介绍学术发展历史和最新研究进展，并提供具体临床实践指导。临床疾病上千种，丛书拟以每年百种以上规模持续出版，高时效性地整体展示我国临床研究和实践的最高水平，不能不说是一个重大和艰难的任务。

我浏览了丛书中已经完稿的几本书，感觉都写得很好，既全面阐述了有关疾病的基本知识及其来龙去脉，又介绍了疾病的最新进展，包括作者本人及其团队的创新性观点和临床经验，学风严谨，内容深入浅出。相信每一本都保持这样质量的书定会受到医学界的欢迎，成为我国又一项成功的优秀出版工程。

"中国医学临床百家"丛书出版工程的启动，是我国现代医学百年进步的标志，也必将对我国临床医学发展起到积极的推动作用。衷心希望"中国医学临床百家"丛书的出版取得圆满成功！

是为序。

2016 年作于北京

作者简介
Author Introduction

　　张丰菊，教授、二级主任医师、医学博士，首都医科大学博士研究生导师、博士后导师。1983—1992 年于中国医科大学本硕博连读，获眼科医学博士学位。1999 年获国家教育委员会资助公派赴瑞典卡罗林斯卡医学院附属眼科医院（Karolinska Institute St. Erik's Eye Hospital）做博士后研究。现任首都医科大学附属北京同仁医院医学视光科主任、中华医学会眼科学分会眼视光学组副组长、中国医师协会眼科医师分会屈光手术学组副组长、中国医师协会眼科医师分会眼视光学专业委员会副主任委员、中国老年医学学会眼科分会视光学术工作委员会副主任委员、中国女医师协会理事、视光学专业委员会副主任委员、中国健康管理协会接触镜安全监控与视觉健康专业委员会常务委员、国家卫生健康标准委员会学校卫生标准专业委员会观察员、教育部高等学校教学指导委员会眼视光医学专业教学指导分委员会委员、中国民族卫生协会眼学科分会常务委员、中国中药协会眼保健中医药技术专业委员会常务委员、中华预防医学会公共卫生眼科学分会委员会委员、北京医学会眼科学分会委员会委员、北京预防医学会公共卫生眼科学专业委员会委员。曾任 2015—2018 年亚太眼科学会屈光手术专业学组秘书。

从事眼科工作 30 余年，多年来一直致力于屈光不正和白内障的临床治疗和基础研究工作。先后多次获省、市级颁发的荣誉称号，享市级政府津贴。2013 年入选北京市卫生系统"215"高层次卫生技术人才项目学科带头人，2017 年获亚太眼科学会个人成就奖，2021 年获爱尔·中国眼视光年度贡献奖，2024 年获爱尔·中国眼视光年度创新团队奖，"助力乡村振兴"金钥匙奖，中国名医百强榜眼视光专业 TOP10 专家、眼健康科普达人 TOP6 等。先后主持承担了国家自然科学基金面上项目 5 项，国家"十一五""十二五"科技攻关课题合作项目、科技部"十二五"支撑合作项目、北京市科学技术委员会科技计划项目、北京市教育委员会科技计划重点项目及北京市自然基金。获国家级教学成果奖一等奖、北京医学科技奖二等奖、省科技进步奖二等奖、三等奖、北京市科技进步一等奖、教育部高等学校科学技术进步奖一等奖。

担任《中华眼科杂志》《中华眼视光学与视觉科学杂志》《中华医学杂志》《中国实用眼科杂志》《眼科新进展》《眼科》

《中国医师进修杂志》《大连医科大学学报》、*Asia-Pacific Journal of Ophthalmology* 杂志编委。在国内外刊物发表学术文章 180 余篇，尤其近年来在中华系列杂志撰写发表多篇专家述评类文章，为国内临床激光角膜屈光手术安全、有效、稳步、健康的推进提供极具价值的参考资料。主编《实用角膜屈光手术教程》《近视矫治相关并发症病例图解与诊疗思维》；主译《眼科疾病的发病机制与治疗》《LASIK：角膜屈光手术新进展》；副主编《个体化全激光角膜屈光手术教程》《飞秒激光屈光手术学》《白内障与屈光手术学》；副主译《病理性近视》；参与编写国家"十三五"规划教材《眼科学》、"十二五"规划教材《屈光手术学》、*Mastering the Techniques of JOL Calculations. Mastering Advanced Surface ablation Techniques* 等多部国内外学术专著。牵头及参与《激光角膜屈光手术技术规范　第 1 部分：准分子激光角膜屈光手术》和《儿童青少年近视精准防控临床中心基本要求》等多项团体标准和临床指南的制定。牵头建立华北地区首个"近视精准防治临床示范中心"，同时秉承"授人以鱼，不如授人以渔"的理念，循循善教，已经培养了近百名研究生成为全国各地相关领域的中坚力量，先后两届被评为首都医科大学附属北京同仁医院眼科中心的优秀导师。近年来，在国内青少年近视防控及激光角膜屈光手术个性化治疗的安全性质量控制、继续教育、技能培训、知识普及和治疗的合理、规范化实施专家共识方面做了大量的引领、推进工作，坚持不懈地为近视的规范诊疗、合理干预及质量提升而努力探索，为近视患者全生命周期眼健康保驾护航。

前　言
Foreword

　　5 年前，在科学技术文献出版社的支持下，我与北京协和医院的龙琴教授共同编写了《激光角膜屈光手术龙琴 2019 观点》，以下简称《2019 观点》。激光角膜屈光手术在国内蓬勃开展，取得了非常好的临床效果，许多相关科学研究也证实了该技术的长期安全性、有效性和可预测性，但该技术在临床应用的过程中尚存在一些热点问题。《2019 观点》探讨了面对国内急剧上升的激光角膜屈光手术数量，应如何减轻患者术后疼痛及快速恢复视力的问题，用相关的研究结果展示了激光角膜板层手术已经进入"小切口微创"时代，指出了个性化激光消融技术的亮点及方向。也初步阐述了在国内临床开展时间不久的角膜胶原交联术与激光角膜屈光手术的联合应用相关技术，并指出了激光角膜屈光手术后角膜生物力学、视觉质量仍然是手术相关的热点问题。《2019 观点》的出版引起国内广大屈光手术及视光医生的关注和热议，使得大家对目前国内外激光角膜屈光手术相关技术的发展现状及存在问题有所了解，也激励着临床医务人员有目的地针对热点问题进行不断深入的研究。

2019 年之后，无论在基础还是在临床相关应用研究方面，我国同行专家们都取得了一系列可喜可贺的研究成果，同时，也推动了激光设备个性化性能的不断研发改进、手术方案的不断优化完善，提升了患者术后的视觉质量，使得患者术后满意度越来越高。

近年来，多项手术方案及围手术期管理系列专家共识发布。2022 年，我们的专家团队在 10 余年前准分子激光角膜屈光手术行业标准《准分子激光角膜屈光手术质量控制》（WS 340—2011）的基础上修改完善了新的激光角膜屈光手术的团体标准《激光角膜屈光手术技术规范 第 1 部分：准分子激光角膜屈光手术》（T/CNHAW 0010.1—2022），引领了行业规范化高质量发展。

《2019 观点》出版后的 5 年中，我们能欣喜地看到国内同行专家们不断产出科研成果，不断探索存在的难点和热点问题，为临床合理规范推广激光角膜屈光手术、把控质量做出了贡献。这激励着我积极地组织团队开始撰写《激光角膜屈光手术矫正近视张丰菊 2024 观点》，以下简称《2024 观点》。《2024 观点》是《2019 观点》的"升级版"，大家在阅读过程中能看到前一版存在的关于角膜生物力学及视觉质量等悬而未决的问题在本书中得到了深入的分析及阐述。同时对于目前最新激光手术设备性能的改良及相关新技术的完善在本书中也得以体现。激光角膜屈光手术适应证的拓展，为屈光不正伴年龄相关性调节力下降（老视）的人群提供了一种优良的摘镜方案，但术后常见并发症之一的干眼症问题依然需要引起足够的重视。本书深入阐述了近年来胶原交联技术在角膜和巩膜组织的应用研究、加强角膜力学预防及治疗角膜扩张性疾病的方法、加强巩膜的生物力学防控近视和病理性近视的潜在临床应用前景等问题。本书还提出"变废为宝"——将激光角膜屈光手术中摘除的角膜基质透镜组织合理保存并再利用，这方面的深入研究为临床相关疾病的治疗提供了新思路。本书在最后进一步解读了《我国飞秒激光小切口角膜基质透镜取出手术规范专家共识》以帮助同行强化理解，便于不断提升手术技巧和控制手术质量。

另外，本书针对临床关心的激光角膜屈光手术后屈光回退和近视进展等热点问题，通过5年术后的大样本临床数据分析得出了屈光回退的相关风险因素，指出术后加强近视防控宣教、保持良好用眼习惯在避免术后近视进展方面的必要性，目的是进一步防控近视进展成病理性近视造成视觉损伤，让患者爱眼护眼以达到保障全生命周期眼健康的目标。

本书的撰写和成文，得益于国内同行专家们对屈光手术专业的深度热爱、专心投入、辛勤耕耘及责任担当。同时也感谢北京市科技计划项目 Z201100005520043（首都临床诊疗技术研究及转化应用）团队在近视防控及激光角膜屈光手术矫正等相关领域所做的深入而卓越的工作，使得本书能够突出新意，关注热点及焦点，将崭新的内容呈现给广大读者。本书的顺利出版，得益于王雁教授以其广博的学识和高远的卓见给予了倾心指教，也得益于龙琴教授的细心审阅和无私帮助。宋彦铮、李玉、吴文静、徐玉珊、吕晓彤、孙明甡、黄玉颜等一批优秀的年轻学者在文稿的组织、修改、互审及校对过程中展现出了认真细致、一丝不苟、精益求精、严谨求实的团队作风，在此一并感谢大家的辛勤付出。最后我要感谢科学技术文献出版社对我本人的信任，以及蔡霞主任对本书出版的高度重视、对团队的悉心指教和鼎力支持！感谢所有为本书的出版付出辛勤劳动的各位老师们！

首都医科大学附属北京同仁医院

2024 年 7 月

目　录
Contents

激光角膜屈光手术设备的日益更新改进为临床精准矫正提供安全保障

　　我国激光角膜屈光手术经过了 30 年的应用和长期随访，因安全、有效、可预测性强以及远期疗效稳定等特点，在临床得到了广泛推广，已成为当今矫正成年人近视的主流方法。手术方式从准分子激光屈光性角膜切削术（photorefractive keratectomy，PRK），发展到准分子激光原位角膜磨镶术（laser in-situ keratomileusis，LASIK），经历了优化表层的准分子激光上皮瓣下角膜磨镶术（laser subepithelial keratomileusis，LASEK）、机械法准分子激光上皮瓣下角膜磨镶术（epipolis laser in-situ keratomileusis，Epi-LASIK）、准分子激光前弹力层下角膜磨镶术（sub-Bowman's keratomileusis，SBK）和飞秒激光辅助准分子激光原位角膜磨镶术（femto-second laser assisted in-situ keratomileusis，FS-LASIK）。这些手术方式与现阶段微创的飞秒激光小切口角膜基质透镜取出术 (femtosecond laser small-incision lenticule extraction, SMILE)、经上皮准分子激光屈光性角膜切削术 (trans-epithelial photorefractive keratectomy, tPRK), 形成了各种激光角膜屈光手术共存和发展的多元化局面。如今, 我们在无数次角膜手术实践的过程中对激光技术和设备不断探索改进, 使其逐渐趋于完善。FS-LASIK 的准分子激光设备 EX500 完成了再度软件升级, 可针对全眼光学进行 3D 眼模型建立并进行新一代光迹追踪 (ray tracing) 引导的个性化屈光矫正方案——InnovEyes™ 应运而生。而随着飞秒激光行小切口角膜基质透镜取出设备的多样化研发, 目前有 VISUMAX 800、SCHWIND、CLEAR、ELITA 4 种飞秒设备可完成该手术, 这些设备增强了激光频率并有效降低了失负压的概率。

下文着重介绍几款升级手术设备, 阐述其原理及特点。

1. 新一代准分子激光在矫正模型算法方面的升级, 为优化术后视觉质量助力

大多数角膜屈光手术通过切削角膜矫正球镜和散光等低阶像差, 或通过一定模型算法矫正低阶和部分高阶像差。多年来, LASIK 的治疗方法从最开始的单纯基于显然验光结果的基础屈光治疗, 升级到早期的新一代个性化矫正方案, 即考虑到全眼像差的波前像差引导和不规则角膜的角膜地形图引导的矫正方案。其算法也逐渐发展为可以进行周边激光补偿以及避免医源性像差引

入，或降低像差。然而理论模型证实此类算法具有局限性，临床研究并没有最终证明所有患者与术前相比，都不会诱发新的像差或减少更高阶像差，所以 InnovEyes™ 和 Wavelight Plus 系统算法逐渐趋于完善。Sightmap 全光塑光线追踪引导术式即利用 InnovEyes™ Sightmap 对眼部进行术前数据采集后，后台通过算法射入 2000 道光线穿过角膜、前房、晶状体和眼轴路径，然后创建一个检测眼真实的 3D 模型，同时能将数据导入 EX500 准分子激光设备后，与目前可用的消融体积计算算法不同，Wavelight Plus 使用真实的 3D 眼睛模型来创建消融轮廓。并使用光迹追踪来模拟光通过角膜到视网膜的路径。设备根据最佳切削轮廓进行角膜组织激光消融获得可预测性强的角膜激光切削轮廓。进阶为基于全眼光学系统，考虑全眼的波前像差、前后表面角膜地形图以及眼轴长度的光迹追踪系统引导的全眼定制式治疗模式，同时兼顾了术后角膜重塑对屈光度的影响等因素，进一步提升了术后的视觉质量和疗效的稳定性。其球镜矫正范围为 0 ~ −11.00 D，柱镜为 0 ~ 4.50 D，同时要求暗瞳直径 > 4.50 mm。George 曾运用该技术对 400 只眼等效球镜在（−3.39 ± 1.58）D 的 200 名患者中进行为期 3 个月的视力、屈光度、全眼高阶像差的观察，发现其术后全眼高阶像差无增高，验证了基于光迹追踪技术 FS-LASIK 治疗近视伴散光或不伴散光是安全有效的。目前国内包括我们在内的多所医院已经逐步运用全光塑技术矫正近视及散光，短期效果满意度较高，但尚需在围手术期的流程细节管理及手术方案设计上结合国内的特点个性化地优化完善，同时后续还会有很多国内专家发表的关于此术式的安全性、有效性、可预测性文章作为循证指导的依据，在临床上规范化开展新技术，为近视患者提供更高质量的术后效果。

2. 新一代飞秒激光设备的改进，使得小切口角膜基质透镜取出术在手术精准性和预测性上得到进一步提升，从而优化术后视觉质量

（1）VISUMAX 800

VISUMAX 800 经过多次升级设计，比 VisuMax 500（500 kHz）快 4 倍的激光重复频率（2 MHz）是其最值得注意的增强功能。这将 SMILE 微透镜扫描时间从 30 秒左右减少到了 10 秒内，大大降低了失负压的概率。此外，VISUMAX 800 还配备了新的数字医生支持功能，包括中心定位辅助系统（CentraLign ®）和促进锥环扭转对准的工具（OcuLign ®），通过手动输入角膜顶点的位置 (x, y) 来提升精准度。在操作方面，VISUMAX 800 也有所不同，它具有独立的激光和显微镜臂，并使用平视对接，通过将激光降低到眼平面而不是抬高床来实现。

Reinstein（2023 年）应用 VISUMAX 800 验证了其对 −8.00 D 球镜及 −4.00 D 柱镜的矫正有较好的安全性及有效性，术后 3 个月 86% 术眼的等效球镜在 ±0.50 D 以内。Sheetal（2023 年）比较了 VISUMAX 800 组与 VisuMax 500 组的对接时间、透镜分离时间

和总手术时间分别为（133.63±38.88）秒、（99.06±20.19）秒、（6.96±1.67）分钟及（194.11±47.59）秒、（115.40±45.03）秒、（9.52±1.72）分钟，两者差异有统计学意义，验证了新型激光手术设备升级后可有效提升 SMILE 的工作效率。Saad（2024 年）对通过 VISUMAX 800 飞秒激光设备行 SMILE Pro® 手术的 82 名中度近视患者进行了为期 3 个月的随访观察，发现 91% 术眼的手术后等效球镜在 ±0.5 D 以内，有效性指数（efficacy index，EI）为 0.93，安全性指数（safety index，SI）为 1。随访结果验证了 SMILE Pro® 是一种安全、有效和可预测性良好的矫正近视和散光的手术，其效果与传统 SMILE 手术相当，且对高度近视比低度和中度近视的矫正效果更好。

(2) SCHWIND ATOS

SCHWIND ATOS 全新一代智能导航飞秒激光角膜屈光手术系统，拥有智能眼球跟踪系统和眼球旋转补偿功能（system of cyclotorsion compensation，SCC），可识别瞳孔中心，自动进行 Kappa 角调整，实现基于视轴的透镜中心定位，更加智能精准，避免偏中心切削，帮助医生提高手术预测性。眼球旋转补偿功能能完美解决中心定位和散光轴位旋转问题。Hyosung（2024 年）观察了最大散光量为 -4.0 D 的 331 只眼，应用 SCHWIND ATOS 术后 3 个月 99% 的眼散光都在 ±0.5 D 以内。Pradhan（2023 年）随访观察了 221 只术前散光高达 3.0 D 的眼睛，应用 SCHWIND ATOS 术后 12 个月有 87% 的眼散光在 ±0.25 D 内，100% 都在

±0.5 D 以内。这些结果表明，即使对于高度散光 SCHWIND ATOS 也可实现完美定位，大大提升了小切口基质透镜取出术对散光矫正的精准性。智能导航功能激光频率高达 4 MHz，高频率低能量设计、精细的激光脉冲和定位算法使透镜基质更加光滑，透镜取出容易，术后角膜基质更加平滑，这使得患者术后能尽快恢复视力。

区别于其他小切口角膜基质透镜取出术（keratorefractive lenticule extraction surgery，KLEx），应用 SCHWIND ATOS 操作的角膜基质透镜取出术无须基底消耗和边切，透镜周边过渡区的设置更加节省角膜组织，其球镜矫正范围更广（-0.50 ~ -12.00 D，柱镜 0 ~ 6.0 D）。Pradhan（2021 年）随访观察了等效球镜最高至 -11.50 D 的 104 只眼，发现应用 SCHWIND ATOS 术后中央上皮厚度变化较小 [（3 ± 2）μm]，有效减少了上皮重塑及屈光回退风险，且术中无失吸情况，这提高了手术的稳定性和术后患者满意度。同时 SCHWIND ATOS 可联合准分子激光机，制作 9.6 mm 角膜瓣，满足 FS-LASIK 大光区的手术需求。

（3）ELITA

ELITA 是目前临床上激光频率较高（10 MHz）的手术设备之一，其能量脉冲为 40 ~ 90 nJ，仅用 16 秒即可完成飞秒激光角膜基质透镜的切削，而且同样具有中心定位和眼球旋转补偿系统，提升了角膜组织透镜制作的精准度，从而提升了患者术后视觉质量。

（4）CLEAR

CLEAR 具有超高的激光频率（20 MHz），其激光波长为 1030 nm，能量脉冲＜100 nJ，完成飞秒激光角膜基质透镜的切削需要约 30 秒，也同样具有中心定位和眼球旋转补偿系统，且无须边切。其突出的优势体现在当术中对中心定位不满意时，可通过显示屏直接调整眼球旋转补偿而无须主动失吸后再次对接，有效降低了反复中心定位引起的角膜损伤。Luis（2020 年）最初报道了 5 例应用 CLEAR 方案的患者，术中均无失吸情况，认为该方案可有效缩短手术医生的学习曲线。

综上所述，虽然目前 InnovEyes™ Sightmap、VISUMAX 800、SCHWIND ATOS、ELITA 和 CLEAR 的相关文章并不多，国内临床应用的经验尚不足，仍需多中心大样本的临床应用研究去验证和不断完善 Nomogram 个性化设计。相信随着科技的发展和设备的进步，角膜屈光手术必将走向矫正精准、可预测性佳、长期稳定性好、视觉体验质量高的完美时代。

参考文献

1. HE G, BALA C. Ray-tracing-guided myopic Lasik：real-world clinical outcomes. J Cataract Refrac Surg, 2023, 49(11)：1140 － 1146.

2. REINSTEIN D Z, ARCHER T J, POTTER J G, et al. Refractive and visual outcomes of smile for compound myopic astigmatism with the Visumax 800. Refrac Surg, 2023, 39(5)：294 － 301.

3. BRAR S, GANESH S, BHARGAV S. Comparison of intraoperative time taken for docking, lenticule dissection, and overall workflow for smile performed with the Visumax

800 versus the Visumax 500 femtosecond laser. J Refract Surg, 2023, 39(9): 648.

4. SAAD A, KLABE K, KIRCA M, et al. Refractive outcomes of small lenticule extraction (Smile) Pro® with a 2 mhz femtosecond laser. Int Ophthalmol, 2024, 44(1): 52.

5. YOON H, MAGNAGO T, YEOM D J. Three-Month clinical outcomes to correct myopia or myopic astigmatism using a femtosecond laser for lenticule creation with automated centration and cyclotorsion compensation. J Refract Surg, 2024, 40(1): e30 - e41.

6. PRADHAN K R, ARBA MOSQUERA S. Twelve-Month outcomes of a new refractive lenticular extraction procedure. J Optom, 2023, 16(1): 30 - 41.

7. PRADHAN K R, ARBA-MOSQUERA S. Three-Month outcomes of myopic astigmatism correction with small incision guided human cornea treatment. J Refract Surg, 2021, 37(5): 304 - 311.

8. IZQUIERDO L, SOSSA D, BEN-SHAUL O, et al. Corneal lenticule extraction assisted by a low-energy femtosecond laser. J Cataract Refract Surg, 2020, 46(9): 1217 - 1221.

重视激光角膜屈光手术矫正近视长期视觉质量的评估

激光角膜屈光手术是目前成年人近视患者矫正屈光不正的主要方式之一，其有效性与安全性已得到证实。随着手术技术的发展与广泛应用，术后长期视觉质量成为手术医生与患者的关注焦点之一，激光角膜屈光手术的长期有效性、安全性、可预测性与稳定性成为重要的临床评价指标。

3. 飞秒激光小切口角膜基质透镜取出术在微创的基础上能够保障术后长期稳定良好的视觉质量

SMILE 手术仅通过 2 mm 的角膜微切口完成手术操作，开启了激光角膜屈光手术的"微创时代"。2020 年，美国食品药品监督管理局（Food and Drug Administration，FDA）发布了关于 SMILE 手术的前瞻性多中心临床研究结果，受试者的屈光状态在术后 3~6 个月逐渐稳定，术后 1 年球镜为（−0.01±0.24）D，柱镜为（−0.18±0.31）D，散光轴向平均误差 <1°，89% 的受试者裸眼视力（uncorrected distance visual acuity，UDVA）达到 20/20 以上，所有受试者矫正视力（corrected distance visual acuity，CDVA）均达 20/20 以上，大多数受试者术后 CDVA 视力较术前不变或提高，无术后 CDVA 较术前下降 2 行以上的情况发生，上述结果表明 SMILE 手术具有良好的安全性、有效性与可预测性。一项回顾性研究分析得出 SMILE 术后 5 年 SI 为 0.98、EI 为 0.86，屈光回退度为（0.19±0.50）D，91% 的柱镜在 0.50 D 以内，71% 的散光轴向偏差 <15°，14% 的入组眼视力较术前提升 1 行，无术后视力较术前下降 2 行以上的情况。目前 SMILE 手术后的最长随访时间为 10 年，该研究结果显示受试者术后 10 年等效球镜为（−0.35±0.66）D，视力较术前提升 1~2 行的比例达 29%，无术后视力较术前下降 2 行以上的情况。可见，SMILE 手术同时具备微创与术后长期视觉质量稳定良好的特点。

此外，主观视觉质量与客观视觉质量也是激光角膜屈光手术效果评价的重要内容。良好的术后视觉质量不仅要求患者的视力与屈光度达标，同时还要求患者自身感受到了清晰稳定的视觉效果。一项横断面研究对 SMILE 术后 2 年的患者进行了主观视觉质量问卷评估，结果显示术后最常见的视觉症状为视力波动与眩光，进一步分析发现术前 CDVA 高于 20/12.5、术后 UDVA 较术前 CDVA 下降 1 行以上、年龄 40 岁以上、屈光参差 >0.375 D 的患者主观视觉质量问卷评分较低，提示在临床中应重视上述患者的术前评估、手术方案制定以及术后随访。另一项横断面研究发现SMILE术后3年患者球差、彗差、三叶草及总高阶像差均较术前显著升高，相关性分析发现术后高阶像差、手术源性高阶像差与主观视觉质量问卷评分之间无显著相关性，仅星芒这一主观视觉症状与上述像差之间存在较弱的正相关性，提示SMILE手术源性像差改变并未明显影响患者术后的主观视觉质量。目前针对SMILE术后长期主观与客观视觉质量的临床评估相对有限，还有待更大样本量、更长随访时间的研究进一步深入探索，从而更加科学全面地评价SMILE术后长期视觉质量，明确影响术后视觉质量的潜在因素，为患者提供可预测的精准化治疗，使其获得长期稳定良好的视觉体验。

4. 表层切削手术兼具角膜结构稳定与术后长期视觉质量良好的特点，手术设备与操作技术也正在逐步优化

表层切削手术因其无角膜瓣、无角膜基质层潜在腔隙的特点成为运动员、军警等特殊职业人群矫正近视的优选方案，但同时术后恢复时间长、早期有疼痛症状与角膜雾状混浊（haze）等情况也为医患带来困扰。随着国内外指南与专家共识的规范化，表层切削手术的临床应用与围手术期管理体系日渐成熟完备，在其保证角膜结构稳定的基础上，能够使患者获得稳定良好的术后长

期视觉质量。

有研究证实了 PRK 的长期安全性与有效性。目前 PRK 术后的最长随访时间为 20 年，随访发现在 PRK 术后 20 年，等效球镜在 ±0.50 D、±1.00 D、±2.00 D 以内的术眼比例分别为 25.88%、45.88%、69.41%，SI 为 1.00，EI 为 0.63，16 只眼（18.82%）术后 CDVA 较术前下降 2 行以上，无角膜雾状混浊、角膜扩张等并发症发生，进一步验证了 PRK 术后长期安全性。此外，一项横断面研究利用调查问卷对患者视觉相关的生活质量进行了主观评估，发现患者 PRK 术后视觉相关生活质量较术前改善，且术后 1 周、6 个月内与 6 个月以上的指标无显著差异。可见，PRK 能够明显改善近视患者的视觉质量，术后 1 周即可获得良好的主观视觉感受并保持至术后 6 个月以上。

近年来，为使患者获得更加稳定良好的术后长期视觉质量，表层切削手术设备与操作技术在不断改良创新。因此，不同手术设备和手术操作方法对术后视觉质量的影响也成了研究焦点之一。

相比准分子激光器，固态激光器发射的激光脉冲稳定性高、光斑小且重复率高，切削过程不依赖角膜水化程度，有研究表明应用此设备进行近视矫正，患者术后 1 年的等效球镜为（−0.01 ±0.40）D，logMAR UDVA 为 −0.05 ±0.10，64% 的眼视力较术前提升 1 行以上，并且无术后视力较术前下降的情况，这表明固态激光技术能够实现良好的临床效果，使患者获得稳定的术后长期视觉质量。tPRK 能够通过准分子激光更加精准且均匀地去除角膜上皮，提高角膜基质水化均匀程度，实现无接触式激光切削，"一步"即可完成手术过程，有益于术后角膜上皮愈合。荟萃分析发现，tPRK 与传统 PRK 的有效性、安全性与可预测性相似，角膜雾状混浊等并发症发生率基本一致，而 tPRK 在术后疼痛、主观满意度方面具有一定优势。初步研究表明，tPRK 与酒精法去上皮 PRK 比较，患者术后 1 年的 CDVA、等效球镜、角膜曲率、角膜高阶像差均无显著差异，酒精法去上皮 PRK 的像差系数更低、术后视觉质量相对较好；tPRK 与机械法去上皮 PRK 比较，tPRK 术后 2 年角膜像差变化较小、术后视觉质量相对较好。目前不同手术方法的术后长期主观与客观视觉质量相关研究相对有限，仍有待大样本临床研究进一步深入探索。

5. 飞秒激光辅助准分子激光原位角膜磨镶术术后长期视觉质量稳定良好且在矫正高度近视及散光方面具有一定优势

FS-LASIK 实现了角膜瓣制作的精准化，手术预测性更佳，同时大大降低了手术对角膜组织的损伤，提高了手术安全性。2021年，一项回顾性研究对 LASIK 术后患者进行了为期 5 年的随访，发现患者术前与术后的对比敏感度无明显变化，眼部总高阶像差变化与对比敏感度无显著相关性，可见 LASIK 术后长期主观视觉质量稳定。

SMILE 与表层切削手术无须制作角膜瓣，避免了角膜瓣相关并发症，运动人员、军警人员等具有冲撞高风险的特殊职业者及高运动量需求人群往往更加倾向选择此两种手术。不同手术方式因其手术原理与操作方式不同而各具利弊，故而不同手术方式之间术后长期视觉质量的差异成为学界关注的焦点之一。一项比较 LASIK（包括 FS-LASIK）、SMILE 与 PRK 术后长期临床效果的荟萃分析发现 3 种术式均具有安全性、有效性与稳定性。另一项荟萃分析结果显示 LASIK（包括 FS-LASIK）与 SMILE 的安全性和有效性基本一致，LASIK 的可预测性更佳，矫正高度近视的切削区域更准确。一项前瞻性随机对照研究显示，术后 1 年 FS-LASIK 组与 SMILE 组的 SI 均为 1.15 ± 0.20，EI 分别为 1.0 ± 0.20、0.99 ± 0.20，等效球镜在 ±1.00 D 以内的患者比例均为 99%，两种术式的安全性、有效性与可预测性无显著差异。−10.0 D 以内的近视患者术后 5 年的随访结果显示，FS-LASIK 组与 SMILE 组等效球镜分别为（−0.23 ± 0.41）D、（−0.01 ± 0.35）D，logMAR UDVA 达 0 以上的患者比例分别为 95%（39/41）、98%（49/50），患者术后 6 个月至术后 5 年的角膜总屈光力变化差值无显著差异，所以此项研究表明 FS-LASIK 与 SMILE 术后长期视觉质量的稳定性基本一致。客观视觉质量方面，一项前瞻性队列研究比较了 FS-LASIK、SMILE 与联合 0.02% 丝裂霉素（Mitomycin C，MMC）的 PRK 术后 1 年患者的角膜像差，发现 FS-LASIK 与 PRK 矫正高度近视的总高阶像差、三叶草较 SMILE 手术低，SMILE 矫正中度近视的总高阶像差、球差与彗差较 FS-LASIK、PRK 手术低，可见 FS-LASIK 与 PRK 手术矫正高度近视效果更佳，SMILE 矫正中度近视效果更佳。而另一项回顾性研究分析结果则显示术后 5 年 FS-LASIK 与 SMILE 手术的角膜总高阶像差、球差与彗差无显著差异。

临床上，近视患者常合并散光，散光的术后长期矫正效果与视觉质量密切相关。研究表明，FS-LASIK 与 SMILE 矫正近视合并散光均安全有效且具备良好的可预测性，FS-LASIK 术后产生球差的可能性较大，而 SMILE 存在矫正不足的可能性，可能会产生高阶像差，可见 FS-LASIK 在矫正散光方面具有一定优势。散光矢量分析同样显示 FS-LASIK 矫正 2.00 D 以上的高度散光较 SMILE 更精准。一项前瞻性研究比较了 FS-LASIK、PRK 与 SMILE 手术矫正近视合并散光的临床效果，结果显示 3 种术式矫正散光的有效性基本一致，其中，FS-LASIK 在 1.00 D 以上散光中体现出了更好的矫正效果。

综上所述，LASIK 对高度近视、散光患者的屈光矫正效果较其他激光角膜屈光手术具有一定优势，精准性与术后长期视觉质量更佳。

6. 个性化激光角膜屈光手术能够协助大散光、不规则散光、不规则角膜形态等实现精准化、定制化诊疗

科学研究与临床经验证实，激光角膜屈光手术具有良好的安

全性、有效性与稳定性。激光角膜屈光手术相关技术日益成熟，其中，个性化激光角膜屈光手术成为近视矫正精准化、定制化诊疗的重要革新，提高了患者的术后视觉质量与满意度。

临床上常见近视合并大散光、不规则散光、不规则角膜形态的情况，在排除圆锥角膜等病理性改变后，可以考虑做激光角膜屈光手术进行矫正。矫正上述类型屈光不正时，常规的激光角膜屈光手术无法改善星芒、光晕等术前就可能存在的主观视觉症状，同时可能引入较多的手术源性高阶像差；而个性化角膜屈光手术能够以术前检测结果为基础，对角膜组织进行精准切削，在矫正屈光不正的同时，还能够为患者打造更加规则的角膜形态，带来更加清晰的视觉质量。

角膜地形图引导的个性化手术对近视合并散光的矫正具有良好的安全性、有效性与可预测性。此外，该术式也适用于角膜形态不规则、角膜瘢痕的患者，能够有针对性地改善角膜前表面形态，减少因不规则性导致的高阶像差，从而提高患者的视力与视觉质量。角膜地形图引导的表层切削术后 10 年的随访结果显示，术眼等效球镜为（－4.23 ±2.48）D，86% 的眼等效球镜与目标屈光度相差 1.00 D 以内，92% 的眼 UDVA ≥1.0（Snellen 视力表），患者的平均生活质量评分达 9.15 分（满分为 10 分），患者中 24% 存在光晕症状、12% 存在星芒症状，可见该术式术后长期视觉质量稳定性良好、患者主观满意度较高。MMC 联合角膜地形图引导的准分子激光治疗性角膜切削术（phototherapeutic keratectomy，

PTK）矫正由角膜炎、角膜瘢痕、角膜移植等原因导致角膜不规则散光的术后 1 年随访结果显示，76% 的受试者 UDVA 提高 1 行，38% 的受试者 UDVA 提高 2 行以上，散光及像差矫正效果稳定良好。

激光角膜屈光手术的个性化模式主要以角膜像差、全眼像差与非球面性等眼部特点为基础进行切削，从而增强患者角膜形态的规则性，提高患者的视觉质量。鉴于个性化手术切削方式的多元性，不同切削模式术后长期视觉质量的评估逐渐成为研究热点之一。

一项前瞻性对侧眼随机对照研究比较了角膜地形图引导与波前像差引导的 PRK 术后 1 年的视觉质量，发现两组受试者视力、屈光度均无显著差异，两种模式对角膜球差与彗差的矫正效果也基本一致，而波前像差引导的 PRK 对三叶草的矫正效果更佳。另一项前瞻性对侧眼随机对照研究显示，角膜地形图引导与 Q 值引导的 FS-LASIK 术后 1 年患者的视力、屈光度与角膜像差无显著差异，矫正效果基本一致。目前有研究认为波前像差引导模式的矫正效果优于波前像差优化模式，也有研究表明两者间矫正效果无显著差异。近年来，研究者们开展了一系列对侧眼随机对照研究对此进行探索。波前像差引导与波前像差优化两种模式下的个性化 LASIK 术后 1 年患者的视觉质量的比较结果显示，等效球镜在 ±0.25 D 以内、柱镜在 ±0.25 D 以内、UDVA 达 20/16 以上的受试者比例两组间均无显著差异，两组间全眼高阶像差、球差与彗差无显著差异，但波前像差引导模式对三叶草的矫正效果更佳且术后对比敏感度优于波前像差优化模式。而波前像差引导与波前像差优化两种模式下的个性化 PRK 术后 1 年患者的视觉质量比较结果显示，等效球镜在 ±0.25 D 以内、UDVA 达 20/16 或 20/20以上、CDVA 较术前下降 1~2 行的受试者比例两组间均无显著差异，两组间全眼高阶像差无显著差异，主观视觉质量问卷评估结果显示两组受试者的主观视觉症状均较术前改善，12.5% 的受试者倾向于选择波前像差引导的 PRK，31.25% 的受试者倾向于选择波前像差优化的 PRK，可见两种术式的术后长期视觉质量、安全性、有效性及可预测性基本一致。

目前个性化手术模式孰优孰劣尚无定论，未来仍需大样本量前瞻性随机对照研究进一步探索。此外，个性化手术应"因人制宜"开展，针对患者的眼部情况与特点选择矫正效果最佳的手术方式，个性化定制切削方案，以实现"量体裁衣"的术后效果，保障患者术后长期稳定的视觉质量。

目前 SMILE 尚无眼球跟踪与虹膜定位系统且无法进行个性化切削。近年来，研究者们比较了个性化手术与 SMILE 矫正散光的临床效果，荟萃分析发现，波前像差引导的 FS-LASIK 与 SMILE的手术安全性、有效性、可预测性基本一致，总高阶像差无显著差异，但 SMILE 术后的球差低于波前像差引导的 FS-LASIK，垂直彗差与三叶草则高于波前像差引导的 FS-LASIK。一项前瞻性对侧眼随机对照研究采用患者主观视觉症状调查问卷的方式比较了

SMILE 与波前像差引导的 FS-LASIK 术后 1 年患者的视觉质量，结果显示两种术式的视觉症状发生频率与严重程度无显著差异，17 例（46%）受试者认为波前像差引导的 FS-LASIK 矫正效果更佳，7 例（19%）受试者认为 SMILE 矫正效果更佳，表明个性化在术后长期主观视觉质量方面具有一定优势。可见，个性化 FS-LASIK 对散光的矫正效果优于 SMILE。

发挥个性化手术精准化诊疗优势的前提是激光角膜屈光手术的定制化设计与规范化实施，术前应详细检查患者相关眼部参数，结合患者生活及职业需求，合理选择手术适应证，严格把控手术禁忌证，同时根据患者眼部情况制定最适合且最优化的治疗方案，从而实现更加稳定良好的术后长期视觉质量，提高患者主观满意度，改善患者生活质量。

7. 关注高度近视激光角膜屈光手术术后长期视觉质量，重视围手术期科学管理

随着高度近视发病率不断增长，接受激光角膜屈光手术矫正的高度近视患者也逐年增多。激光角膜屈光手术矫正高度近视，角膜组织切削较多，角膜形态结构与生物力学改变显著，可能出现夜视力下降、眩光等视觉症状，同时还可能出现屈光回退、角膜扩张等影响视力的并发症。此外，高度近视患者常伴发近视相关眼底病变，可能导致视觉质量受损。因此，激光角膜屈光手术矫正高度近视的术后长期视觉质量也成为临床焦点之一。

随着 SMILE 技术日渐成熟，接受该手术的高度近视患者也逐年增多。研究显示 -6.00 ~ -9.125 D 的高度近视患者 SMILE 术后 5 年的 EI 为 1.09 ± 0.18，SI 为 1.19 ± 0.12，73% 的眼 UDVA 达 20/20，均无术后 CDVA 较术前下降 1 行以上的情况发生，等效球镜在 ± 0.50 D、± 1.00 D 以内的患者比例分别为 82%、95%，由此可见 SMILE 矫正高度近视具有良好的安全性、有效性与可预测性。另一项研究报道了 -5.75 ~ -10.50 D 的高度近视患者 SMILE 术后 7 年的随访结果，术后 3 个月至 7 年屈光回退度（-0.34 ± 0.69）D，术后 3~7 年 UDVA 有所下降，而 CDVA 无明显变化，屈光回退度（-0.25 ± 0.41）D，术后 7 年等效球镜在 ± 0.50 D、± 1.00 D 以内的患者比例分别为 59.4%、81.2%，这提示 SMILE 矫正高度近视总体安全有效，但应关注术后屈光回退的问题。

由于 SMILE 对角膜组织切削较多，目前我国临床实践中对 -10.00 D 以上的高度近视患者应用较少，国外研究者们探究了 SMILE 矫正 -10.00 D 以上高度近视的术后长期视觉质量。埃及一项回顾性研究分析了 -10.00 ~ -14.00 D 超高度近视患者 SMILE 术后 1 个月与 3 年的数据，结果显示术后 1 个月等效球镜为（-0.72 ± 0.88）D，柱镜为（-0.83 ± 1.04）D，logMAR UDVA 为 0.2 ± 0.34，logMAR CDVA 为 0.44 ± 0.19，术后 3 年视力与术后 1 个月无显著差异，但等效球镜为（-1.17 ± 1.01）D，94% 的受试者 CDVA 与术前一致，仅 1% 的受试者 CDVA 较术前下降 2 行，EI 为 1.1 ± 1，所有受试者均无角膜扩张或不规则散光，由此可初步认为 SMILE 矫正超高度近视安全有效。英国一项前瞻性研究报道了 -9.00 ~ -14.00 D 超高度近视患者 SMILE 术后 1 年的随访结果，等效球镜为（-0.22 ± 0.48）D，等效球镜在 ±0.50 D、±1.00 D 以内的患者比例分别为 65.9%、96.2%，3.8% 的入组眼 CDVA 较术前下降 1 行，均无术后 CDVA 较术前下降 2 行以上的情况发生，78% 的散光轴向偏差 <15°，1 只眼发生角膜扩张，患者满意度评分达（9.27 ± 1.18）分（10 分为非常满意），上述结果与 LASIK 手术的研究结果相当，可见 SMILE 矫正超高度近视具有良好的安全性、有效性、可预测性且患者满意度较高。该研究进一步应用光干扰分析仪进行检测，结果显示光干扰相关参数升高，但参数与主观视觉质量问卷评分及光晕、星芒等主观视觉症状相关性较弱。尽管上述研究中 SMILE 矫正超高度近视具有较好的安全性及有效性，但由于术后残余角膜基质厚度相对有限、角膜扩张、小光区造成夜视力下降、屈光回退后加强手术选择相对有限等问题，临床应用仍需更多科学依据支持。

FS-LASIK 矫正高度近视具有良好的安全性、有效性与稳定性，目前仍是矫正高度近视的主要激光角膜屈光手术方式之一。一项回顾性研究分析了 FS-LASIK 矫正 -6.00 ~ -12.50 D 高度近视术后 2 年的随访结果，等效球镜在 ±0.50 D、±1.00 D 以内的患者比例为 58.7%、76.1%，logMAR UDVA 为 0.00 ± 0.11，logMAR CDVA 为 -0.08 ± 0.08，SI 为 1.20 ± 0.24，EI 为 1.03 ± 0.24，近视程度相对越低，术后屈光度与视力矫正效果越好。可见，如何使高度近视患者在激光角膜屈光手术后获得更加良好稳定的长期视觉质量，仍需要不断探索。另外，该研究还比较了 SMILE 与 FS-LASIK 矫正高度近视的效果，结果显示术后 2 年安全性、有效性与可预测性无显著差异。研究表明，FS-LASIK 矫正的近视屈光度越高，手术源性高阶像差越大，近年来个性化 FS-LASIK 在 $-6.00 \sim -9.00$ D 高度近视矫正中的应用日渐增多，个性化切削在矫正高阶像差的同时避免了不必要的角膜组织切削。角膜波前像差引导的 FS-LASIK 矫正高度近视的术后 1 年随访结果显示，EI 1.29 ± 0.134，SI 为 1.11 ± 0.159，等效球镜均在 ± 0.75 D 以内，总彗差、水平彗差与垂直彗差均较术前降低，这表明角膜波前像差引导的 FS-LASIK 矫正高度近视具有良好的安全性、有效性与可预测性。

表层切削手术矫正高度近视，术后发生角膜雾状混浊的风险较大，可能影响患者术后长期视觉质量。埃及一项 tPRK 联合 0.02% MMC 矫正高度近视的前瞻性研究发现，术后 1 年等效球镜为（-0.65 ± 0.43）D，等效球镜在 ± 1.00 D、± 1.50 D 以内的患者比例分别为 71.43%、84.52%，SI 为 0.95，EI 为 0.80，16 只眼术后 6 个月因屈光回退接受屈光加强手术，2 只眼出现角膜雾状混浊，可见在强紫外线环境下，tPRK 联合 0.02% MMC 矫正高度近视具有良好的安全性与有效性。另一项研究比较了波前像差引导的 tPRK 联合 0.02% MMC 矫正高度近视与中低度近视的临床效果，发现术后 1 年高度近视组、中低度近视组等效球镜在 ±0.50 D、±1.00 D 以内的患者比例分别为 96.6%、100.0%，97.5%、100%，高度近视组 SI 与 EI 分别为 1.13 ±0.21、1.06 ±0.26，中低度近视组 SI 与 EI 分别为 1.17 ±0.26、1.14 ±0.27，组间无显著差异，表明波前像差引导的 tPRK 联合 0.02% MMC 矫正高度近视能够达到与矫正中低度近视相似的临床效果。

尽管研究证实激光角膜屈光手术能够安全有效地矫正高度近视，但屈光回退、角膜扩张、角膜雾状混浊等手术并发症仍是困扰手术医生与患者的临床问题。围手术期的严密监测与科学干预是高度近视患者手术后长期视觉质量的重要保障。本团队通过分析术后 5 年对比敏感度与豹纹状眼底分级的关系发现，术前屈光度越高，术后 5 年豹纹状眼底等级越高，对比敏感度越低，提示对比敏感度可能是豹纹状眼底进展的预警指征，密切监测脉络膜视网膜的变化及伴随的视功能损伤，能够避免高度近视患者晚期出现病理性改变导致视觉质量下降。因此，临床实践中应重点关注高度近视患者的围手术期管理，合理选择手术适应证，科学严谨地设计手术方案，切实做到术后规律随访与科学用药，为高度近视患者获得良好的术后长期视觉质量保驾护航。

由于激光角膜屈光手术术后长期随访可能受多种因素干扰，包括白内障等年龄相关性病变、视网膜脱离等近视并发症以及受试者联系方式变化等客观因素，因此，术后长期视觉质量尚需大样本量、前瞻性随机对照的临床研究进行评估与比较，同时也需要应用更加科学标准的评估手段与分析方法进行评价，以得到更加全面且具有代表性的评估结果，从而为临床诊疗提供更多具有参考价值的理论指导依据。近年来，主观视觉质量逐渐引起研究者们的重视，这可能成为未来激光角膜屈光手术的评价研究趋势。此外，面对多元化的激光角膜屈光手术方式，结合患者的临床特点与个人需求为其合理选择手术方案是术后长期视觉质量稳定良好、患者主观满意度高的重要前提。因此，应倡导激光角膜屈光手术的科学化、个性化、精准化诊疗。

参考文献

1. KIM T I, ALIO DEL BARRIO J L, WILKINS M, et al. Refractive surgery. Lancet, 2019, 393(10185): 2085 – 2098.

2. DISHLER J G, SLADE S, SEIFERT S, et al. Small-incision lenticule extraction (SMILE) for the correction of myopia with astigmatism: outcomes of the United States Food and Drug Administration premarket approval clinical trial. Ophthalmology, 2020, 127(8): 1020 – 1034.

3. PAPA-VETTORAZZI M R, GÜELL-VILLANUEVA J L, CRUZ-RODRIGUEZ J B, et al. Long-term efficacy and safety profiles following small incision lenticule extraction in eyes with ≥5-year follow-up. Eur J Ophthalmol, 2022, 32(6): 3333 – 3339.

4. BLUM M, LAUER A S, KUNERT K S, et al. 10-year results of small incision lenticule extraction. J Refract Surg, 2019, 35(10): 618 – 623.

5. SCHMELTER V, DIRISAMER M, SIEDLECKI J, et al. Determinants of subjective patient-reported quality of vision after small-incision lenticule extraction. J Cataract Refract Surg, 2019, 45(11): 1575 – 1583.

6. SIEDLECKI J, SCHMELTER V, SCHWORM B, et al. Corneal wavefront aberrations and subjective quality of vision after small incision lenticule extraction. Acta Ophthalmol, 2020, 98(7): e907 – e913.

7. CENNAMO G, MENNA F, SINISI F, et al. Twenty-year follow-up of excimer laser photorefractive keratectomy: a retrospective observational study. Ophthalmol Ther,

2020, 9(4): 917 – 927.

8. BOKHARY K A, ALSHAMRANI E S, FAHMY R. Visual outcomes and quality of life before and after photorefractive keratectomy. Indian J Ophthalmol, 2022, 70(1): 65 – 70.

9. ROSZKOWSKA A M, TUMMINELLO G, LICITRA C, et al. One-year results of photorefractive keratectomy for myopia and compound myopic astigmatism with 210 nm wavelength all solid-state laser for refractive surgery. J Clin Med, 2023, 12(13): 4311.

10. ALASBALI T. Transepithelial photorefractive keratectomy compared to conventional photorefractive keratectomy: a meta-analysis. J Ophthalmol, 2022, 2022: 3022672.

11. OZULKEN K, ILHAN C. Comparison of higher-order aberrations after single-step transepithelial and conventional alcohol-assisted photorefractive keratectomy. Turk J Ophthalmol, 2020, 50(3): 127 – 132.

12. YILMAZ B S, AGCA A, TASKAPILI M. Comparison of long-term visual and refractive results of transepithelial and mechanical photorefractive keratectomy. Beyoglu Eye J, 2022, 7(2): 121 – 125.

13. HIEDA O, NAKAMURA Y, WAKIMASU K, et al. Long-term course of contrast sensitivity in eyes after laser-assisted in-situ keratomileusis for myopia. Indian J Ophthalmol, 2020, 68(12): 2981 – 2984.

14. TANERI S, KNEPPER J, ROST A, et al. Long-term outcomes of PRK, LASIK and SMILE. Ophthalmologe, 2022, 119(2): 163 – 169.

15. YAO L, ZHANG M, WANG D, et al. Small incision lenticule extraction (SMILE) and laser in situ keratomileusis (LASIK) used to treat myopia and myopic astigmatism: a systematic review and meta-analysis of randomized clinical trials. Semin Ophthalmol, 2023, 38(3): 283 – 293.

16. ANG M, FAROOK M, HTOON H M, et al. Randomized clinical trial comparing femtosecond LASIK and small-incision lenticule extraction. Ophthalmology, 2020, 127 (6): 724 – 730.

17. LI M, LI M, CHEN Y, et al. Five-year results of small incision lenticule extraction (SMILE) and femtosecond laser LASIK (FS-LASIK) for myopia. Acta Ophthalmol, 2019, 97(3): e373 – e380.

18. MIRAFTAB M, HASHEMI H, AGHAMIRSALIM M, et al. Matched comparison of corneal higher order aberrations induced by SMILE to femtosecond assisted LASIK and to PRK in correcting moderate and high myopia: 3.00 mm vs. 6.00 mm. BMC Ophthalmol, 2021, 21(1): 216.

19. TULU AYGUN B, CANKAYA K I, AGCA A, et al. Five-year outcomes of small-

incision lenticule extraction vs femtosecond laser-assisted laser in situ keratomileusis: a contralateral eye study. J Cataract Refract Surg, 2020, 46(3): 403 - 409.

20. SONG J, CAO H, CHEN X, et al. Small incision lenticule extraction (SMILE) versus laser assisted stromal in situ keratomileusis (LASIK) for astigmatism corrections: a systematic review and meta-analysis. Am J Ophthalmol, 2023, 247: 181 - 199.

21. ZHOU J, GU W, GAO Y, et al. Vector analysis of high astigmatism (≥2.0 diopters) correction after small-incision lenticule extraction with stringent head positioning and femtosecond laser-assisted laser in situ keratomileusis with compensation of cyclotorsion. BMC Ophthalmol, 2022, 22(1): 157.

22. HASHEMI H, ASGARI S, KHABAZKHOOB M, et al. Vector analysis of astigmatism correction after PRK, FS-LASIK, and SMILE for myopic astigmatism. Int Ophthalmol, 2023, 43(11): 3999 - 4009.

23. RAMAMURTHY S, SOUNDARYA B, SACHDEV G S. Topography-guided treatment in regular and irregular corneas. Indian J Ophthalmol, 2020, 68 (12): 2699 - 2704.

24. BRANGER G A, LE M T, INAUEN L O, et al. Ten-year outcome of topography-guided transepithelial surface ablation for refractive myopia treatment. Klin Monbl Augenheilkd, 2022, 239(4): 382 - 385.

25. CANO-ORTIZ A, MORALES P, SANCHEZ-VENTOSA A, et al. Aberrometric, keratometric, and visual outcomes after trans-epithelial topography-guided phototherapeutic keratectomy for the treatment of irregular corneas. Clin Ophthalmol, 2021, 15: 3777 - 3786.

26. ROE J R, MANCHE E E. Prospective, randomized, contralateral eye comparison of wavefront-guided and wavefront-optimized laser in situ keratomileusis. Am J Ophthalmol, 2019, 207: 175 - 183.

27. ALVES E M, LYRA A F, TENORIO M, et al. Femtosecond laser-assisted in situ keratomileusis with topography-guided or asphericity-adjusted derived data: a comparative contralateral eye study. BMC Ophthalmol, 2022, 22(1): 189.

28. SMITH R G, MANCHE E E. One-year outcomes from a prospective, randomized, eye-to-eye comparison of wavefront-guided and wavefront-optimized PRK in myopia. J Refract Surg, 2020, 36(3): 160 - 168.

29. TIAN H, GAO W, XU C, et al. Clinical outcomes and higher order aberrations of wavefront-guided LASIK versus SMILE for correction of myopia: a systemic review and meta-analysis. Acta Ophthalmol, 2023, 101(6): 606 - 618.

30. MA K K, MANCHE E E. Patient-reported quality of vision in a prospective randomized contralateral-eye trial comparing LASIK and small-incision lenticule extraction.

J Cataract Refract Surg, 2023, 49(4): 348 – 353.

　　31. LANG M, CAO K W, LIU T, et al. Five-year results of refractive outcomes and vision-related quality of life after SMILE for the correction of high myopia. Int J Ophthalmol, 2021, 14(9): 1365 – 1370.

　　32. DAMGAARD I B, SEJERSEN H, IVARSEN A, et al. 7-year results of SMILE for high myopia: visual and refractive outcomes and aberrations. J Refract Surg, 2021, 37 (10): 654 – 661.

　　33. ELMASSRY A, IBRAHIM O, OSMAN I, et al. Long-term refractive outcome of small incision lenticule extraction in very high myopia. Cornea, 2020, 39(6): 669 – 673.

　　34. REINSTEIN D Z, ARCHER T J, VIDA R S, et al. Small incision lenticule extraction (SMILE) for the correction of high myopia with astigmatism. J Refract Surg, 2022, 38(5): 262 – 271.

　　35. REINSTEIN D Z, ARCHER T J, GONZALEZ-MEIJOME J M, et al. Changes in light disturbance analyzer evaluation in SMILE for high myopia and astigmatism. J Refract Surg, 2022, 38(11): 725 – 732.

　　36. HAN T, SHANG J, ZHOU X, et al. Refractive outcomes comparing small-incision lenticule extraction and femtosecond laser-assisted laser in situ keratomileusis for high myopia. J Cataract Refract Surg, 2020, 46(3): 419 – 427.

　　37. LI Z J, LIU S H, YANG C, et al. One-year clinical efficacy evaluation of selective corneal wavefront aberration-guided FS-LASIK correction in patients with high myopia. Int J Ophthalmol, 2023, 16(8): 1280 – 1286.

　　38. MOUNIR A, MOSTAFA E M, AMMAR H, et al. Clinical outcomes of transepithelial photorefractive keratectomy versus femtosecond laser assisted keratomileusis for correction of high myopia in South Egyptian population. Int J Ophthalmol, 2020, 13 (1): 129 – 134.

　　39. TANANUVAT N, WINAIKOSOL P, NIPARUGS M, et al. Twelve-month outcomes of the wavefront-optimized photorefractive keratectomy for high myopic correction compared with low-to-moderate myopia. Clin Ophthalmol, 2021, 15: 4775 – 4785.

　　40. JIANG D, GUO N, LV X, et al. Association between fundus tessellation and contrast sensitivity in myopic eyes. Curr Eye Res, 2024, 49(2): 188 – 196.

激光角膜屈光手术相关角膜生物力学的不断深入研究为临床合理诊疗提供新思路

  角膜生物力学是目前角膜屈光手术领域的研究热点，目前角膜生物力学的主要临床检查设备有眼反应分析仪（ocular responses analyzer，ORA）和可视化角膜生物力学分析仪（corneal visualization scheimpflug technology，Corvis ST）。以往角膜生物力学的研究表明，圆锥角膜的 ORA 参数明显下降，角膜屈光手术后角膜滞后量（corneal hysteresis，CH）和角膜阻力因子（corneal resistance factor，CRF）明显下降。随着生物力学研究的深入，Corvis ST 更广泛用于角膜屈光手术前圆锥角膜患者的筛查。断层扫描生物力学指数（tomographic biomechanical index，TBI）、角膜生物力学指数（Corvis biomechanical index，CBI）、我国角膜生物力学指数（Chinese Corvis biomechanical index，cCBI）等更加广泛地用来评估国内近视患者的角膜生物力学。

随着代谢组学和蛋白组学的发展，角膜生物力学的研究也将从临床设备检查走向分子水平，究竟是哪些分子造成了角膜生物力学的差异，这个问题具有重要的临床和科研价值。探明这些分子，对于圆锥角膜的治疗、中高度近视的防控均可能有潜在的重要作用。相信未来在角膜生物力学分子水平上的研究将更加深入，这对于日后实现近视和圆锥角膜的精准治疗有重要的临床和科研价值。

8. 应用基于国人的角膜生物力学参数优化指标，可提升圆锥角膜筛查的敏感性和特异性

本研究团队发现，CBI 和 TBI 在诊断中国近视患者圆锥角膜方面表现良好。目前，CBI 在检测顿挫型圆锥角膜（forme fruste keratoconus，FFK）方面显示出最高的诊断效率，TBI 在检测圆锥角膜和 FFK 方面提供了最高的准确性。

但是，角膜参数存在人种差异。高加索人和中国的健康受试者用 Corvis ST 测得的角膜生物力学参数存在显著差异。既往的 CBI 是根据南美和白种人混合人群的角膜特点得出的，这会影响中国人群圆锥角膜诊断的敏感性和特异性。因此，通过国际多中心的研究，得出了为中国患者优化的新参数 cCBI，相比于 CBI，cCBI 在中国人群的圆锥角膜检测方面呈现出了更好的敏感性和特异性。cCBI 优于上一代 CBI，敏感性维持较高水平（cCBI 95.5%，

CBI 97.7%），特异性得到提升（CBI 68.1%，cCBI 93.4%），是更适合中国人群的圆锥角膜筛查参数。本研究团队还发现，角膜地形图形态欠规则眼与角膜形态正常眼在 SMILE 术后 1 年内角膜生物力学的变化均稳定且无明显差异。建议临床医生在日常临床实践中使用 cCBI、Pentacam 和 Corvis ST，结合患者的临床病史、体征和角膜生物力学参数等进行个性化综合分析和科学诊断，这对于角膜屈光手术前筛查早期圆锥角膜具有重要意义。

9. 不同程度近视眼的角膜生物力学存在差异

角膜生物力学是目前角膜屈光手术领域的研究热点，近视患者角膜生物力学越来越受到角膜屈光手术医生的重视。既往研究表明角膜生物力学对于术前圆锥角膜的筛查及手术方式的选择均有重要的临床意义。随着角膜生物力学研究的深入，我们发现角膜生物力学与近视度数及手术引入的像差等都有一定的相关性。2015 年王雁教授团队发现角膜生物力学对于 SMILE 和 FS-LASIK 手术引入的角膜像差有一定影响（图 1，图 2），随着术前 CRF 的下降，手术引入的 3 ~ 6 阶高阶像差、球差和彗差都明显增加。2019 年进一步研究发现高度近视患者的角膜生物力学参数 CH 和 CRF 都明显低于低度近视患者（图 3）。也有相关研究表明近视度数和角膜生物力学存在明显的负相关性。由此可见，高度近视患者不仅巩膜生物力学薄弱，角膜生物力学也明显下降。这些研究从临床角度分析了不同近视度数患者角膜生物力学的差异，为近视患者角膜生物力学研究提供了新的思路。

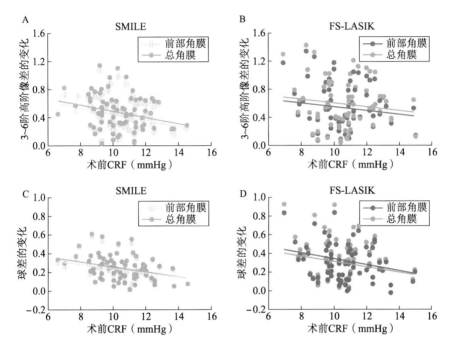

图1　散点图显示术前 CRF 与 SMILE 和 FS-LASIK 手术引入的总角膜和前部角膜 3~6 阶高阶像差以及球差有明显相关性

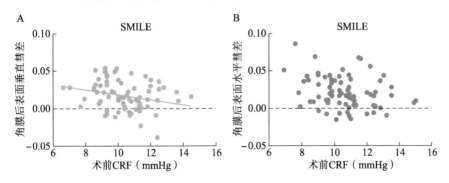

图2　散点图显示术前 CRF 与 SMILE 和 FS-LASIK 手术引入的垂直彗差和水平彗差有明显相关性

研究或亚组	低度近视 均值	标准差	总数	高度近视 均值	标准差	总数	权重	平均差值 IV, 随机, 95%置信区间	年份
Meixiao Shen	11.11	1.49	90	9.93	1.73	45	8.0%	1.18 [0.59, 1.77]	2008
Suzhong Xu	11	1.4	23	10	1.6	23	64.3%	1.00 [0.13, 1.87]	2010
Athina Plakitsi	10.9	1.5	63	10	1.2	61	10.6%	0.90 [0.42, 1.38]	2010
Z Jiang	11.24	1.47	34	10.05	1.66	55	6.8%	1.19 [0.53, 1.85]	2011
Hui Xiao	10.62	1.59	93	10.38	1.45	227	14.0%	0.24 [-0.13, 0.61]	2012
Inmaculada Bueno-Gimeno	11	1.25	71	10.35	1.33	51	10.9%	0.65 [0.18, 1.12]	2014
Yin-Zhi Wong	11.11	1.25	40	10.17	1.38	40	8.2%	0.94 [0.36, 1.52]	2014
Maria A. del Buey	11.68	1.45	59	11.17	1.61	17	4.5%	0.51 [-0.34, 1.36]	2014
Lu Zhang	10.79	1.4	19	10.21	1.43	48	5.6%	0.58 [-0.17, 1.33]	2014
Zhengzheng Deng	10.35	1.53	311	9.81	1.46	428	21.0%	0.54 [0.32, 0.76]	2016
Ying Hon	10.6	1.4	32	10.6	1.5	32	6.0%	1.10 [0.39, 1.81]	2016
总计 (95%置信区间)			835			1027	100.00%	0.73 [0.53, 0.93]	

异质性: Tau²=0.04; Chi²=15.53,df=10 (P=0.11) ; I²=36%
总效应检测: Z=7.28 (P<0.00001)

低度近视和高度近视CH的比较

研究或亚组	低度近视 均值	标准差	总数	高度近视 均值	标准差	总数	权重	平均差值 IV, 随机, 95%置信区间
Athina Plakitsi	10.5	1.7	63	10.4	1.6	61	8.0%	0.10 [-0.48, 0.68]
Hui Xiao	10.77	1.72	93	10.49	1.6	227	16.3%	0.28 [-0.13, 0.69]
Inmaculada Bueno-Gimeno	11.91	1.76	59	11.97	2.44	17	1.7%	-0.06 [-1.30, 1.18]
Lu Zhang	10.8	1.37	19	10.19	1.56	48	4.7%	0.61 [-0.15, 1.37]
Maria A. del Buey	10.63	1.39	71	10.36	1.46	51	10.2%	0.27 [-0.24, 0.78]
Meixiao Shen	8.57	1.63	90	8.26	2.64	45	3.8%	0.31 [-0.53, 1.15]
Suzhong Xu	8.5	1.7	23	8.4	2.1	23	2.2%	0.10 [-1.00, 1.20]
Yin-Zhi Wong	10.55	1.42	30	10.31	1.8	27	3.7%	0.24 [-0.61, 1.09]
Ying Hon	9.6	1.6	32	9.5	1.9	32	3.6%	0.10 [-0.76, 0.96]
Z Jiang	8.88	1.74	34	8.46	1.98	55	4.4%	0.42 [-0.36, 1.20]
Zhengzheng Deng	10.56	1.83	311	10.44	1.63	428	41.3%	0.12 [-0.14, 0.38]
总计 (95%置信区间)			825			1014	100.00%	0.20 [0.04, 0.37]

异质性: Tau²=0.00; Chi²=2.46,df=10 (P=0.99) ; I²=0%
总效应检测: Z=2.43 (P<0.02)

低度近视和高度近视CRF的比较

图 3　高度近视患者角膜生物力学参数 CH 和 CRF 都明显低于低度近视患者

众所周知，角膜组织由很多蛋白和小分子代谢物构成。以往的研究主要从临床角度表明近视人群的角膜生物力学参数有明显差异，但是对于造成角膜生物力学差异的蛋白因素和代谢因素还有很多未知。本团队近期的研究表明，高度近视患者的角膜基质蛋白与中度近视患者存在明显差异。

我们通过蛋白组学发现，高度近视和中度近视患者角膜中有36个角膜差异蛋白。其中，11个蛋白上调，25个蛋白下调（表1）。蛋白功能分析表明，差异蛋白的功能主要是角质形成细胞迁移和细胞骨架（图4），其中角蛋白16和EPB41L3蛋白均涉及这两种功能。蛋白的相互作用网络分析进一步表明角蛋白16与其他差异蛋白有明显的关联。*EPB41L3*基因位于人体18号染色体上，编码的蛋白质主要位于细胞内膜和细胞连接处，参与肌动蛋白结合和细胞骨架结构组成。角蛋白16是角蛋白家族的一员，角蛋白是负责细胞结构完整性的中间丝蛋白，中间丝蛋白是细胞骨架的重要组成部分。

如图5所示，差异蛋白的分子功能主要是围绕黏附。这些黏附主要有蛋白黏附、离子黏附、有机环状化合物黏附、杂环化合物黏附、小分子黏附的差异。其中，5级分子功能分析表明，金属离子结合在高度近视患者的角膜中起重要作用（表2），KDM5D、CACNA2D3、MOXD1和ST18等低表达蛋白均与金属离子结合有关，涉及钙、铜和锌离子。既往研究还发现，与低度近视患者的角膜相比，高度近视患者的角膜对铁离子的结合干扰大。

表 1　高度近视和中度近视患者角膜中 36 个不同表达蛋白质的相对数量

编号	基因名称	蛋白名称	高度近视	中度近视	P
A0A075B6I0	IGLV8-61	Immunoglobulin lambda variable 8-61	1.16 ± 0.18	0.76 ± 0.08	0.02
Q8N4Q0	ZADH2	Prostaglandin reductase 3	1.17 ± 0.06	0.85 ± 0.09	0.01
Q9BZR6	RTN4R	Reticulon-4 receptor	1.18 ± 0.08	0.88 ± 0.13	0.03
Q99972	MYOC	Myocilin	1.17 ± 0.11	0.90 ± 0.00	0.01
Q96ER9	CCDC51	Coiled-coil domain-containing protein 51	1.16 ± 0.13	0.92 ± 0.04	0.04
O60218	AKR1B10	Aldo-keto reductase family 1 member B10	1.14 ± 0.08	0.92 ± 0.05	0.01
P09493	TPM1	Tropomyosin alpha-1 chain	1.17 ± 0.08	0.95 ± 0.05	0.01
O00178	GTPBP1	GTP-binding protein 1	1.17 ± 0.08	0.96 ± 0.06	0.02
P36575	ARR3	Arrestin-C	1.15 ± 0.10	0.94 ± 0.05	0.03
O60271	SPAG9	C-Jun-amino-terminal kinase-interacting protein 4	1.12 ± 0.07	0.92 ± 0.07	0.03
O15533	TAPBP	Tapasin	1.15 ± 0.09	0.95 ± 0.01	0.02
Q9UL52	TMPRSS11E	Transmembrane protease serine 11E	0.83 ± 0.06	1，00 ± 0.03	0.01
P17480	UBTF	Nucleolar transcription factor 1	0.93 ± 0.02	1.12 ± 0.10	0.03
P24390	KDELR1	ER lumen protein-retaining receptor 1	0.86 ± 0.06	1.03 ± 0.04	0.01
Q8N8J6	ZNF615	Zinc finger protein 615	0.88 ± 0.01	1.07 ± 0.01	0.00
Q9H329	EPB41L4B	Band 4.1-like protein 4B	0.88 ± 0.03	1.06 ± 0.05	0.00
O95819	MAP4K4	Mitogen-activated protein kinase kinase kinase kinase 4	0.89 ± 0.08	1.08 ± 0.06	0.03
P43490	NAMPT	Nicotinamide phosphoribosyltransferase	0.89 ± 0.10	1.09 ± 0.04	0.04

（续表）

编号	基因名称	蛋白名称	高度近视	中度近视	P
Q96JB3	HIC2	Hypermethylated in cancer 2 protein	0.90±0.05	1.10±0.10	0.03
O15243	LEPROT	Leptin receptor gene-related protein	0.89±0.10	1.10±0.06	0.03
Q96A26	FAM162A	Protein FAM162A	0.89±0.05	1.11±0.08	0.02
Q7Z5L0	VMO1	Vitelline membrane outer layer protein 1 homolog	0.88±0.03	1.10±0.08	0.01
P11217	PYGM	Glycogen phosphorylase, muscle form	0.87±0.10	1.11±0.10	0.05
Q8NBJ5	COLGALT1	Procollagen galactosyltransferase 1	0.86±0.23	1.10±0.06	0.04
P20742	PZP	Pregnancy zone protein	0.83±0.06	1.06±0.11	0.03
Q8N5M9	JAGN1	Protein jagunal homolog 1	0.82±0.04	1.05±0.09	0.02
Q14498	RBM39	RNA-binding protein 39	0.86±0.09	1.10±0.09	0.03
Q86UK0	ABCA12	ATP-binding cassette sub-family A member 12	0.78±0.08	1.01±0.06	0.02
P08779	KRT16	Keratin, type I cytoskeletal 16	0.86±0.13	1.13±0.09	0.04
O60284	ST18	Suppression of tumorigenicity 18 protein	0.83±0.04	1.10±0.15	0.04
O94819	KBTBD11	Kelch repeat and BTB domain-containing protein 11	0.86±0.09	1.20±0.15	0.03
P02747	C1QC	Complement C1q subcomponent subunit C	0.75±0.02	1.09±0.20	0.04
P02538	KRT6A	Keratin, type II cytoskeletal 6A	0.78±0.01	1.13±0.14	0.01
Q6UVY6	MOXD1	DBH-like monooxygenase protein 1	0.81±0.05	1.23±0.22	0.03
Q8IZS8	CACNA2D3	Voltage-dependent calcium channel subunit alpha-2/delta-3	0.81±0.22	1.28±0.14	0.03
Q9BY66	KDM5D	Lysine-specific demethylase 5D	0.72±0.07	1.16±0.25	0.04

注：依据基因编码在 Uniprot 数据库查询蛋白。

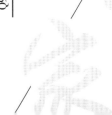

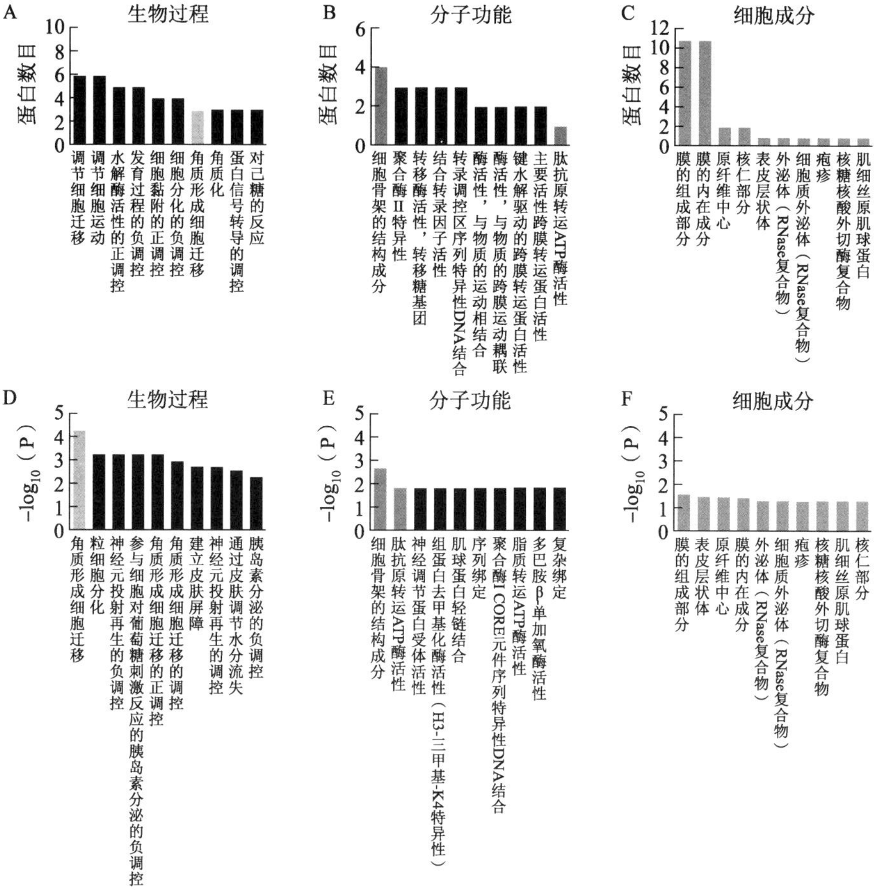

图4 蛋白功能分析高度近视和中度近视患者角膜中36个差异蛋白

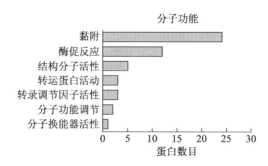

图5 分子功能分析高度近视和中度近视患者角膜中36个差异蛋白

表 2　高度近视和中度近视患者角膜中差异蛋白的分子功能

级别	术语	序列数目	序列
1	分子功能	29	TAPBP, PYGM, GTPBP1, ST18, HIC2, UBTF, ARR3, AKR1B10, MYOC, PZP, ZNF615, KDM5D, RBM39, TPM1, TMPRSS11E, ABCA12, MAP4K4, LEPROT, MOXD1, NAMPT, KDELR1, RTN4R, SPAG9, KRT6A, KRT16, EPB41L4B, CACNA2D3, ZADH2, COLGALT1
2	黏附	24	TAPBP, PYGM, ST18, HIC2, UBTF, ARR3, MYOC, PZP, ZNF615, KDM5D, RBM39, GTPBP1, TPM1, LEPROT, ABCA12, KDELR1, SPAG9, NAMPT, CACNA2D3, MOXD1, MAP4K4, EPB41L4B, RTN4R, ZADH2
2	催化活性	12	GTPBP1, AKR1B10, TAPBP, ABCA12, MAP4K4, MOXD1, NAMPT, PYGM, TAPBP, KDM5D, ZADH2, COLGALT1
2	结构分子活性	5	SPAG9, TPM1, KRT6A, KRT16, EPB41L4B
3	蛋白质结合	14	TAPBP, ARR3, MYOC, PZP, TPM1, LEPROT, ABCA12, SPAG9, NAMPT, MAP4K4, HIC2, EPB41L4B, KDM5D, UBTF
3	离子结合	13	MYOC, ZNF615, CACNA2D3, HIC2, KDM5D, MOXD1, ABCA12, MAP4K4, GTPBP1, RTN4R, ST18, ZADH2, PYGM
3	有机环状化合物结合	10	PYGM, ST18, HIC2, UBTF, ZNF615, KDM5D, RBM39, GTPBP1, ABCA12, MAP4K4
3	杂环化合物结合	10	PYGM, ST18, HIC2, UBTF, ZNF615, KDM5D, RBM39, GTPBP1, ABCA12, MAP4K4
3	小分子结合	5	PYGM, ABCA12, MAP4K4, GTPBP1, RTN4R

（续表）

级别	术语	序列数目	序列
3	氧化还原酶活性	4	AKR1B10, MOXD1, ZADH2, KDM5D
3	转移酶活性	4	MAP4K4, NAMPT, PYGM, COLGALT1
3	水解酶活性	4	GTPBP1, TAPBP, ABCA12, TMPRSS11E
3	催化活性，作用于蛋白质	4	TMPRSS11E, MAP4K4, KDM5D, COLGALT1
3	细胞骨架的结构成分	4	TPM1, KRT6A, KRT16, EPB41L4B
3	药物结合	4	ABCA12, MAP4K4, PYGM, NAMPT
3	碳水化合物衍生物结合	4	ABCA12, MAP4K4, GTPBP1, RTN4R
4	阳离子结合	8	MYOC, ZNF615, CACNA2D3, HIC2, KDM5D, MOXD1, ST18, ZADH2
4	信号受体结合	7	ARR3, MYOC, NAMPT, ABCA12, TAPBP, KDM5D, LEPROT
4	核酸结合	7	ST18, HIC2, UBTF, ZNF615, KDM5D, RBM39, GTPBP1
4	细胞骨架蛋白结合	5	TPM1, MAP4K4, SPAG9, MYOC, EPB41L4B
4	阴离子结合	5	ABCA12, MAP4K4, GTPBP1, RTN4R, PYGM
4	核苷酸结合	4	ABCA12, MAP4K4, GTPBP1, PYGM
4	核苷磷酸结合	4	PYGM, ABCA12, MAP4K4, GTPBP1
5	金属离子结合	8	MOXD1, ST18, ZADH2, MYOC, ZNF615, CACNA2D3, HIC2, KDM5D
5	DNA 结合	5	ST18, HIC2, UBTF, ZNF615, KDM5D

另一项研究发现，近视小鼠视网膜细胞中的钙水平降低。这些结果表明，微量矿物质在高度近视的患者角膜中有明显影响作用，这些金属离子在细胞黏附方面发挥重要作用，对角膜生物力学有重要的作用。在之前的研究发现营养不良儿童的近视率更高，青春期的孩子的高能量需求和营养不均衡可能部分解释了为什么在这个年龄阶段近视率更高。最近的一项研究表明，摄入 ω-3 多不饱和脂肪酸对改善高度近视具有一定作用。这些数据均表明，饮食平衡对近视防控有重要作用。本团队的研究进一步表明高度近视和中度近视的患者的角膜生物力学存在明显差异，从分子层面进一步解释了角膜生物力学差异的分子基础。

　　如图 6 所示，蛋白质和蛋白质的相互作用网络分析也进一步表明，角蛋白 16 发挥着重要的枢纽作用。角蛋白 16 是细胞骨架蛋白，对于角膜基质细胞的力学有明显影响作用，这也从分子角度进一步解释了不同近视度数人群角膜生物力学差异的可能原因。

　　随着本团队研究的进一步深入，我们发现，低度近视和中高度近视患者的角膜代谢也有明显差异（表 3）。低度近视患者的角膜与中高度近视患者的角膜有 30 个差异代谢产物。其中，对近视显然验光等效球镜度数（manifest refraction spherical equivalent，MRSE）有明显影响的差异代谢产物包括次黄嘌呤（Hypoxanthine）、精氨酸 - 脯氨酸（Arg-Pro）、壬二酸（Azelaic acid），以及 1-硬脂酰基-2-肉豆蔻酰基-SN 甘油-3-磷酸胆碱（1-stearoyl-2-myristoyl-sn glycero-3-phosphocholine）。

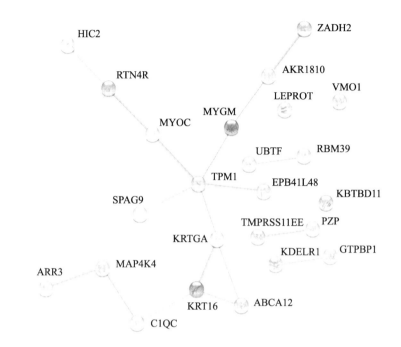

图 6　36 个差异蛋白的相互作用网络分析

表 3　近视患者 MRSE 与差异代谢产物的多元回归分析
[等效球镜（校正 R^2 =0.930）]

差异代谢产物	Beta 系数	t	P
壬二酸	0.47	6.22	<0.01
1-硬脂酰基-2-肉豆蔻酰基-SN 甘油-3-磷酸胆碱	−0.63	−11.41	<0.01
精氨酸－脯氨酸	0.27	3.45	0.003
次黄嘌呤	−0.24	−3.20	0.006

　　ROC 曲线进一步验证表明次黄嘌呤、精氨酸－脯氨酸和壬二酸对低度近视和中高度近视有明显的区别作用。通过代谢物的相互作用网络分析，我们发现，在这 3 种差异代谢产物中，与其他差异代谢产物联系最为密切的是精氨酸－脯氨酸（图 7）。

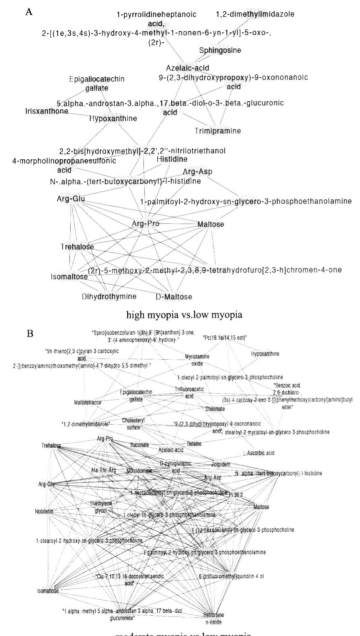

A. 高度近视和中度近视比较；B. 中度近视和低度近视比较。

图 7 精氨酸－脯氨酸发挥重要枢纽作用

角膜生物力学在近视患者的角膜屈光手术中发挥着重要作用，对手术的安全性和有效性都具有不可忽视的影响。随着研究思路和技术的不断变革，角膜生物力学的研究也将更加深入，为近视的临床合理矫正和治疗提供更加有意义的指导。

10. 基于角膜生物力学可为手术方案设计提供指导

激光角膜屈光手术通过切削角膜组织实现对屈光不正的矫正，同时也会对角膜生物力学特性产生影响。角膜是具有弹性、黏弹性、非线性及各向异性等生物力学特性的胶原组织，角膜的生物力学特性能够抵抗眼内压的作用力并维持动态平衡，从而保持角膜的正常形状。当角膜生物力学被过度减弱，角膜与眼内压间的平衡被打破，将发生角膜扩张这一严重的术后并发症，进而威胁患者的视觉健康与生活质量。角膜生物力学在角膜屈光手术的安全性与稳定性方面具有重要作用。因此，关注激光角膜屈光手术围手术期的角膜生物力学变化特点，重视手术对角膜生物力学的影响，科学合理地设计手术方案，具有重要的临床意义。

（1）不同手术方式对角膜生物力学的影响存在一定差异性，术后角膜生物力学强度与切削方式及角膜结构特点相关

激光角膜屈光手术切断消融了角膜胶原纤维，同时减少了角膜厚度，因此减弱了角膜生物力学强度。由于不同激光角膜屈光

手术方式的切削模式不同，目前认为不同手术方式对角膜生物力学特性的影响存在一定差异性。表层手术后角膜结构仍保持其层间连续性，但失去了前弹力层结构，而研究表明前弹力层在角膜生物力学中发挥的作用有限。SMILE 保留了角膜帽中的前基质层结构，但基质透镜取出后角膜基质层失去了内部的连续性。FS-LASIK 将角膜瓣与基质床的胶原组织分离，同时切断了角膜前基质层的部分胶原纤维，理论上 FS-LASIK 对角膜生物力学强度的影响最大。

由于研究的类型、随访时间及手术方案等因素存在差异，关于不同激光角膜屈光手术对角膜生物力学强度的影响尚无一致性结论。2019 年的一项荟萃分析表明，ORA 相关研究显示 SMILE 术后角膜生物力学强度与 PRK、LASEK 术后基本一致，而上述术式术后角膜生物力学强度均优于 FS-LASIK 与 LASIK。而另一项荟萃分析则显示 SMILE 与 FS-LASIK 术后 ORA 参数变化无显著差异，所以认为两种术式术后角膜生物力学特性无显著差异。应用 Corvis-ST 的随机对照研究发现，SMILE 术后 6 个月的角膜生物力学强度高于 LASIK。然而也有研究认为 SMILE 与 FS-LASIK 术后 6 个月的 Corvis ST 角膜生物力学参数无显著差异。一项横断面研究比较了 SMILE 与 PRK 术前后角膜生物力学的变化，结果显示 SMILE 对角膜生物力学的影响高于 PRK。一项前瞻性研究应用 Corvis ST 评估了 SMILE、FS-LASIK、tPRK 术后角膜生物力学强度，3 组间年龄、性别、角膜厚度、屈光度、切削光区、眼压等均无显著差异，进一步矫正组织去除厚度百分比（percent tissue altered，PTA）后发现术后 6 个月时 tPRK 组的角膜生物力学强度最大，SMILE 组次之，FS-LASIK 组最小，故认为 tPRK 对角膜生物力学的影响最小，角膜组织结构的连续性与完整性在角膜生物力学方面具有重要作用。同样，一项前瞻性研究匹配了 SMILE、FS-LASIK、PRK 患者的年龄、性别、屈光度、角膜中央厚度（central corneal thickness，CCT）并比较了术后 1 年的 Corvis ST 参数，结果显示 FS-LASIK 组对角膜生物力学的影响最大，SMILE 组次之，PRK 组最小，并提出残余基质床厚度（residual stromal thickness，RST）是术后角膜生物力学强度的重要影响因素。

尽管不同术式对角膜生物力学影响的差异尚无定论，更多的研究观点认为表层手术与 SMILE 对角膜生物力学的影响相对较小，而 FS-LASIK 对角膜生物力学的影响相对较大。目前不同激光角膜屈光手术前后角膜生物力学变化的相关研究相对有限，尚缺乏大样本量长期随访以及随机对照研究，仍有待更多科学依据来支持与证实。临床实践中，应结合患者的年龄、性别、屈光度、角膜厚度、角膜形态与生物力学特点、个人需求以及手术切削特点综合评估，全面把关，合理设计手术方案，保障患者术后角膜生物力学的长期安全性。

（2）角膜生物力学变化对激光角膜屈光手术方案设计与手术参数制订具有重要的参考价值

不同的手术参数意味着对角膜组织结构的改变存在差异性，

可能对术后角膜生物力学特性产生不同的影响。角膜生物力学对激光角膜屈光手术的方案设计与参数制订具有重要的指导意义。

角膜厚度与 RST 是角膜扩张的重要影响因素之一。王雁教授团队采用不同的 PTA 计算方法拟合 SMILE 术后角膜生物力学的变化，结果显示"透镜厚度/术前中央角膜厚度"较"（角膜帽厚度＋透镜厚度）/术前中央角膜厚度"的计算方法与 SMILE 术后角膜生物力学变化的拟合程度更高。此外，角膜厚度与 RST 是术后角膜生物力学特性的重要影响因素，RST≥280 μm 且 PTA≤28% 是术后角膜生物力学稳定的重要保障。Ouyang 等比较了不同 RST 分组 SMILE 术后 3 个月的角膜生物力学特性，发现术后 RST 在 250～310 μm 范围内时角膜生物力学均安全稳定，RST 与角膜后表面高度呈正相关。同样地，FS-LASIK 的 PTA 越大，术后 ORA 角膜生物力学参数的下降幅度就越大。Li 等评估了 RST/CCT 不同患者 FS-LASIK 术后的 ORA 角膜生物力学参数，发现 RST/CCT 越小，手术前后角膜生物力学差值越大，角膜后表面高度越大。可见，手术切削的角膜组织越多，残余的角膜基质越少，术后角膜生物力学强度越弱，角膜后表面抬高、发生角膜扩张的风险性越大。因此，手术方案设计应结合角膜厚度、屈光度及术前角膜生物力学等情况，严格把控切削深度与残余角膜厚度，避免角膜生物力学强度损伤过大而产生的角膜扩张风险。

角膜生物力学的结构分布特点提示 SMILE 角膜帽厚度，即飞秒激光在角膜基质层间制作透镜的位置深度可能对术后角膜生物力学产生影响。一方面，较厚的角膜帽厚度设计意味着 SMILE 术后能够保留更多的角膜前基质层，可能有助于术后保留更多的角膜生物力学强度。另一方面，较厚的角膜帽厚度设计意味着术后剩余基质床更薄，而过薄的剩余基质床厚度是术后角膜生物力学过度减弱的危险因素。因此，SMILE 角膜帽厚度对术后角膜生物力学的影响成为临床关注点之一。不同角膜帽厚度设计对 SMILE 术后角膜生物力学水平的影响目前仍存在争议，角膜帽厚度大小孰优孰劣尚不明确。

目前 SMILE 角膜帽厚度的设置范围为 100～160 μm。本团队应用 Corvis ST 评估 110 μm、120 μm 和 130 μm 角膜帽厚度设计的 SMILE 手术前后角膜生物力学的情况与动态变化特点，发现上述 3 种角膜帽设计在为期 6 个月的术后随访中均具有安全性与有效性，术后角膜硬度随角膜帽厚度的减小而递减，130 μm 角膜帽厚度设计的术后角膜硬度最高，在 SMILE 角膜生物力学方面具有一定优势。上述结果与 Wu 等比较 110 μm 与 130 μm 角膜帽厚度的研究结果基本一致。类似的一项前瞻性对侧眼随机对照研究比较了 110 μm 与 145 μm 角膜帽厚度设计的 SMILE 术后 3 个月的角膜生物力学，发现厚角膜帽组术后角膜生物力学强度更佳。然而也有研究认为薄角膜帽设计 SMILE 术后的角膜生物力学更具有优势。Jun 等比较了 120 μm 与 140 μm 角膜帽厚度设计的 SMILE，发现薄角膜帽组 SMILE 术后角膜生物力学强度优于厚角膜帽组，但该研究中，120 μm 组的基质透镜厚度小于 140 μm 组。Wu 等在比较 110 μm 和 140 μm 角膜帽厚度设计的 SMILE 术后角膜生物力学研究中，发现组间比较结果与上述研究相似，但无基质透镜厚度比较结果。既往研究分析了 SMILE 切口大小、光区大小及 FS-LASIK 角膜瓣厚度、角膜瓣蒂方向、侧切角与 RST 对术后角膜生物力学的影响，其他手术切削参数对角膜生物力学的影响有待进一步探究，且目前尚无表层手术参数对角膜生物力学影响的相关研究，上述科学问题均有待进一步深入研究。

（3）人工智能（artificial intelligence，AI）技术在激光角膜屈光手术领域的应用

1）AI 辅助激光角膜屈光手术术前圆锥角膜的筛查

圆锥角膜是以角膜中央或旁中央扩张变薄并向前呈锥形突出为特征的一种眼病，多于青春期发病，通常双眼先后发病，可造成高度不规则散光，视力进行性下降，严重者可导致不可逆转的视力丧失。圆锥角膜早期可以通过框架眼镜或硬性接触镜进行矫正，进展期可行交联手术控制，晚期则需要角膜移植。早期识别并干预对预防圆锥角膜的进展有重大意义。

AI 是计算机领域的前沿科学，其在眼科的研究和应用也日益增多。将 AI 分析模型与临床诊断相结合，有助于圆锥角膜的早期筛查和诊断。目前，已有文献报道了应用决策树、多层感知器神经网络（multi-layer perception neutral network，MLPNN）及前馈神经网络（feedforward neutral network，FNN）等算法建立的 AI 模型，可对圆锥角膜进行早期诊断，模型的灵敏度和特异度均达90% 以上。AI 可为医生提供客观的临床决策，为患者治疗提供精准的诊疗方案。AI 诊断主要通过各种成像方式进行，特别是角膜

地形图、角膜断层摄影和眼前节光学相干断层扫描仪（anterior segment optical coherence tomography，AS-OCT）。在过去的几年里，多种 AI 算法在该领域被探索应用并证明了其有效性，其中包括前馈神经网络、卷积神经网络、支持向量机（suppor vector machine，SVM）学习和自动决策树分类。AI 算法的优点在于它能够帮助临床医生区分圆锥角膜眼和正常眼。通过单个角膜地形图区分早期圆锥角膜眼和正常眼是比较困难的，然而，AI 可以生成数千个圆锥角膜的特征，提高临床上对圆锥角膜的判别能力和诊断的准确性。多项研究结果显示 AI 在使用 Scheimpflug 相机检测早期圆锥角膜方面具有巨大潜力。由于 Scheimpflug 相机捕获的低分辨率图像信息会造成 AI 识别不足，近年来，一些研究试图结合来自多种仪器的角膜信息，以提高早期圆锥角膜的检测精度。AI 将成为通过综合分析角膜特征检测早期圆锥角膜的有效工具。通过人工智能进行术前筛查，能够有效预防角膜屈光手术的术后并发症，降低手术风险。

2）AI 辅助激光角膜屈光手术术前治疗参数设计的研究进展

角膜屈光手术术后过矫和欠矫是影响手术效果的重要原因，术前治疗参数（Nomogram）的设定具有重要意义。王雁教授团队利用 AI 算法，训练 Nomogram 预测模型，结果显示临床专家组与机器学习组在安全性方面无显著差异，在有效性和预测性方面机器学习组优于临床专家组。可见 Nomogram 预测模型具有较好的性能。

由于眼科学自身的学科特点，临床诊断依赖于影像资料的解析，人工智能因其强大的图像分析能力在眼科领域具有较大的应用前景。伴随着大数据、5G 技术与物联网技术的快速发展，未来人工智能在真实临床场景中诊治的准确性与稳定性将逐步提高。

此外，在临床研究中全面把控年龄、屈光度、角膜厚度与切削厚度等相关影响因素，才能得出更加科学且对临床有指导意义的结果与结论，才能为手术方案与手术参数的可预测化、精准化、定制化设计提供科学依据，提高激光角膜屈光手术的安全性，避免发生角膜扩张，保障术后长期临床效果的稳定性。

参考文献

1. ZHANG M Y, ZHANG F J, LI Y, et al. Early diagnosis of keratoconus in Chinese myopic eyes by combining corvis ST with pentacam. Curr Eye Res, 2020, 45（2）: 118 - 123.

2. 张明悦，张丰菊，宋彦铮，等. SMILE 手术前后角膜形态学和生物力学特性变化的究. 中华眼科杂志, 2020, 56(2): 103 - 109.

3. VINCIGUERRA R, AMBROSIO R, WANG Y, et al. Detection of keratoconus with a new Corvis biomechanical index optimized for Chinese populations. Am J Ophthalmol, 2023, 252: 182 - 187.

4. WU W J, SONG Y Z, SUN M S, et al. Corneal metabolic biomarkers for moderate and high myopia in human. Exp Eye Res, 2023, （237）: 109689.

5. WU W J, XU Y S, ZHANG F J. Comparisons of the protein expressions between high myopia and moderate myopia on the anterior corneal stroma in human. Graefes Arch Clin Exp Ophthalmol, 2023, 261(12): 3549 - 3558.

6. WU W J, DOU R, WANG Y. Comparison of corneal biomechanics between low and high myopic eyes-A meta-analysis. Am J Ophthalmol, 2019, 207: 419 - 425.

7. WU W J, WANG Y. The correlation analysis between corneal biomechanics and surgical induced anterior, posterior and total corneal aberrations in myopic eyes after SMILE

and FS-LASIK. J Ophthalmol, 2015, 2015: 758196.

8. KUO B I, CHANG W Y, LIAO T S, et al. Keratoconus screening based on deep learning approach of corneal topography. Transl Vis Sci Technol, 2020, 9(2): 53.

9. RUIZ HIDALGO I, RODRIGUEZ P, ROZEMA J J, et al. Evaluation of a machine-learning classifier for keratoconus detection based on scheimpflug tomography. Cornea, 2016, 35(6): 827 − 832.

10. SCHMIDHUBER J. Deep learning in neural networks: an overview. Neural Netw, 2015, 61: 85 − 117.

11. LECUN Y, BENGIO Y, HINTON G. Deep learning. Nature, 2015, 521 (7553): 436 − 444.

12. CUI T, WANG Y, JI S, et al. Applying machine learning techniques in nomogram prediction and analysis for SMILE treatment. Am J Ophthalmol, 2020, 210: 71 − 77.

13. ACHIRON A, GUR Z, AVIV U, et al. Predicting refractive surgery outcome: machine learning approach with big data. J Refract Surg, 2017, 33(9): 592 − 597.

14. LOPES B T, ZHENG X, et al. Corneal biomechanics losses caused by refractive surgery. Curr Eye Res, 2023, 48(2): 137 − 143.

15. GUO H, HOSSEINI-MOGHADDAM S M, HODGE W. Corneal biomechanical properties after SMILE versus FLEX, LASIK, LASEK, or PRK: a systematic review and meta-analysis. BMC Ophthalmol, 2019, 19(1): 167.

16. RAEVDAL P, GRAUSLUND J, VESTERGAARD A H. Comparison of corneal biomechanical changes after refractive surgery by noncontact tonometry: small-incision lenticule extraction versus flap-based refractive surgery-a systematic review. Acta Ophthalmol, 2019, 97(2): 127 − 136.

17. ABD EL-FATTAH E A, EL DORGHAMY A A, GHONEIM A M, et al. Comparison of corneal biomechanical changes after LASIK and F-SMILE with Corvis ST. Eur J Ophthalmol, 2021, 31(4): 1762 − 1770.

18. LIU M, LI N, CHEN T, et al. Comparison of corneal biomechanics treated with femtosecond laser-assisted in situ keratomileusis and small-incision lenticule extraction by new corneal biomechanical parameters of Corvis ST II. Cornea, 2023, 42 (11): 1384 − 1390.

19. ZAREI-GHANAVATI S, JAFARPOUR S, HASSANZADEH S, et al. Changes in corneal biomechanical properties after small-incision lenticule extraction and photorefractive keratectomy, using a noncontact tonometer. Cornea, 2022, 41(7): 886 − 893.

20. XIN Y, LOPES B T, WANG J, et al. Biomechanical effects of tPRK, FS-

LASIK, and SMILE on the cornea. Front Bioeng Biotechnol, 2022, 10: 834270.

21. HASHEMI H, ROBERTS C J, ELSHEIKH A, et al. Corneal biomechanics after SMILE, femtosecond-assisted LASIK, and photorefractive keratectomy: a matched comparison study. Transl Vis Sci Technol, 2023, 12(3): 12.

22. 王雁, 宋一, 牟博琨. 角膜生物力学基础. 中华眼科杂志, 2021, 57(2): 156 − 160.

23. CHONG J, DUPPS W J Jr. Corneal biomechanics: measurement and structural correlations. Exp Eye Res, 2021, 205: 108508.

24. 刘晶, 王雁, 邹昊翰, 等. SMILE 术后角膜生物力学特性改变与切削厚度关系的研究. 中华眼科杂志, 2021, 57(2): 104 − 112.

25. OUYANG B W, DING H, FAN H, et al. Comparison of different corneal residual bed thickness after small incision lenticule extraction (SMILE). Eur J Ophthalmol, 2024, 34(2): 384 − 393.

26. VANATHI M, AZIMEERA S, GUPTA N, et al. Study on change in corneal biomechanics and effect of percent tissue altered in myopic laser-assisted in situ keratomileusis. Indian J Ophthalmol, 2020, 68(12): 2964 − 2974.

27. LI Z J, YANG C, LIU S H, et al. Changes in corneal biomechanics and posterior corneal surface elevation after FS-LASIK. Int J Ophthalmol, 2023, 16(11): 1832 − 1837.

28. LIANG C, ZHANG Y, HE Y, et al. Research progress on morphological changes and surgery-related parameters of corneal cap in small-Incision lenticule extraction. Ophthalmic Res, 2022, 65(1): 4 − 13.

29. LV X, ZHANG F, SONG Y, et al. Corneal biomechanical characteristics following small incision lenticule extraction for myopia and astigmatism with 3 different cap thicknesses. BMC Ophthalmol, 2023, 23(1): 42.

30. WU F, YIN H, YANG Y. Contralateral eye comparison between 2 cap thicknesses in small incision lenticule extraction: 110 versus 130 mum. Cornea, 2019, 38(5): 617 − 623.

31. JUN I, KANG D S Y, ROBERTS C J, et al. Comparison of clinical and biomechanical outcomes of small incision lenticule extraction with 120- and 140-microm cap thickness. Transl Vis Sci Technol, 2021, 10(8): 15.

32. WU, LIU C, LI B, et al. Influence of cap thickness on corneal curvature and corneal biomechanics after SMILE: a prospective, contralateral eye study. J Refract Surg, 2020, 36(2): 82 − 88.

33. 张耀花, 王雁. 飞秒激光角膜屈光手术生物力学效应研究进展. 中华实验眼科杂志, 2020, 38(6): 534 − 538.

维持角膜生物力学及巩膜生物力学的长期稳定均有助于近视的防控

11. 增强巩膜生物力学，进而控制眼轴增长已成为国内外学者聚焦的热点问题之一

角膜和巩膜共同构成眼球壁的外层，而巩膜占5/6，在支持和保护眼内组织、维持眼球正常形态方面具有重要作用。巩膜主要由胶原、蛋白多糖和弹性纤维等细胞外基质和以成纤维细胞为主的细胞构成，其中胶原成分占巩膜总重的90%。近视的具体发病机制尚不明确，但一般认为是异常的视觉刺激经视网膜接收后经脉络膜转导至巩膜，破坏了眼球三层组织的协同调控，使巩膜结构和成分发生改变，巩膜胶原纤维直径变细，排列分散，巩膜变薄，巩膜生物力学明显降低，即发生了巩膜重塑过程。为预防近视的形成且延缓其发展，如何增强巩膜生物力学强度，延缓巩膜重塑进展，进而控制眼轴增长已成为国内外学者聚焦的热点问题之一。

12. 交联加固能增强巩膜生物力学，在近视进展防控方面具有潜在前景

胶原交联术（collagen cross-linking）是一种使胶原分子内或分子间发生共价键结合从而提高胶原纤维机械强度的方法，交联反应的这一特性已成功应用于角膜，可阻止角膜进行性扩张性疾病的病理进程。而巩膜的主要成分与角膜类似，巩膜胶原交联（scleral collagen cross-linking，SXL）可有效提高巩膜生物力学性能，增加巩膜组织抵抗胶原酶降解的能力。研究较为广泛的交联方式包括以紫外光－核黄素巩膜胶原交联为代表的光辐照交联法和以京尼平、糖类、甲醛释放剂、谷氨酰胺酶等为代表的生物交联剂交联法。

（1）光辐照交联法

1）紫外光－核黄素巩膜胶原交联

在紫外光－核黄素巩膜胶原交联中，光敏剂核黄素被激活成三重态，产生以单重态为主的活性氧族，从而诱导胶原纤维内或胶原纤维之间形成共价键结合。Wollensak G 等（2004 年）最早提出紫外光－核黄素巩膜胶原交联能显著增强离体人眼和猪眼的巩膜生物力学性能，后（2009 年）改进交联参数，建立了采用 370 nm 紫外光以 3.0 mW/cm^2 的辐照强度照射 30 分钟的经典交联方案，该方案能显著增强巩膜生物力学性能且不伴有视网膜组织损伤。本课题组于同期（2009 年）开始对巩膜胶原交联进行一系

列较为深入的研究及探索，在活体灵长类动物、豚鼠及新西兰兔眼中验证了该方案的安全性及有效性，并对活体灵长类动物恒河猴眼交联术后的眼内安全性与巩膜生物力学有效性进行了随访观察（2015 年），术后未见视网膜组织损伤且术后 1 年交联部位巩膜生物力学强度仍较未交联巩膜提升 18%，进一步验证了该方案应用于活体灵长类动物眼的长期安全性及有效性。2019 年，本团队将该方案应用于临床，为 5 例病理性近视致单盲患者的盲眼施行了 SXL，随访 1 年，未见并发症，手术前后视力稳定。其中 1 例视力提升 4 行，视网膜劈裂程度减轻，这提示 SXL 对病理性近视眼底改变可能具有潜在保护作用，进一步拓展了紫外光巩膜胶原交联的应用前景。

确定了巩膜胶原交联对近视进展的防控作用后，本团队进一步深入探讨了紫外光 – 核黄素巩膜胶原交联法控制近视进展的疗效、最佳干预时机及其相关机制，发现在构建近视模型前行预防性巩膜胶原交联与构建近视模型后再行巩膜胶原交联这两种干预时机均能有效延缓豚鼠近视屈光度增长与眼轴延长，使胶原纤维排列紧密，单轴拉伸试验抗拉强度、极限应力和 20% 应变时杨氏模量增加，巩膜生物力学增强。但与近视后交联比，近视前行预防性交联延缓近视屈光度增加和眼轴延长的效果更为显著（2022 年）。应用原子力显微镜测量巩膜胶原交联眼交联区与非交联区生物力学的变化结果显示，交联后近视眼交联区巩膜的杨氏模量显著增强，但非交联区无明显变化，虽然巩膜胶原交联能延缓近视发展中眼轴延长的进程，但是对于巩膜生物力学的提升主要针对交联区（2023 年）。以上研究对于巩膜胶原交联应用于临床近视进展防控的干预时机与交联位置选择提供了重要参考。在此基础上，我们进一步研究了紫外光 – 核黄素巩膜胶原交联法控制近视进展的相关机制，发现交联能使近视豚鼠巩膜成纤维细胞生物力学发生变化，显著降低细胞平衡杨氏模量，增加表观黏性，改善近视豚鼠巩膜成纤维细胞不易形变的现象（2023 年）；交联能显著改变近视豚鼠巩膜 I 型胶原、*MMP-2*、*TIMP-2* 等巩膜重塑相关基因表达水平，增加细胞外基质主要成分 I 型胶原的合成，降低 *MMP-2/TIMP-2* 的比例，减少细胞外基质的降解，从而对延缓近视过程中巩膜组织结构和成分的变化起到积极作用（2023 年）。

2）蓝光 – 核黄素巩膜胶原交联

核黄素存在有 3 个光波的吸收峰，即 460 nm 蓝光、370 nm 紫外光和 < 300 nm 紫外光。波长为 460 nm 蓝光能够被核黄素吸收并发生类似 370 nm 紫外光所诱发的化学交联反应（II 型光化学反应）。2008 年，Iseli 等首先对兔眼和猪眼进行了蓝光 – 核黄素巩膜胶原交联的初步尝试，发现采用光线强度为 26 mW/cm^2 的 465 nm 蓝光照射 20 分钟可以产生和紫外光 – 核黄素巩膜胶原交联相似的巩膜生物力学改变，并且在光镜下没有发现该交联方法能引起动物眼球组织的改变。

本项目组在确立了蓝光交联最佳辐照量（22.5 mW/cm^2）的基础上，通过观察活体兔眼交联后 ERG 变化，进一步探索其眼内安全性，发现兔眼在交联术 9 个月后，暗反应 ERG 的 b 波波幅仍显著低于对照眼。考虑到兔眼与人眼的结构和功能差异较大，本项目组于 2017 年通过观察活体恒河猴眼生物学参数及其术后 1 年时视网膜的组织病理学及透射电镜结果，发现蓝光交联术后 1 周时，ERG 振幅明显下降，伴有视网膜外核层细胞核固缩。尽管术后 1 年时 ERG 振幅恢复至对照眼水平，但视网膜内核层及外核层仍可发现少量核固缩细胞，其原因可能由于蓝光具有更长的波长，可以穿透更多的巩膜，损伤视网膜，无法替代紫外光。所以蓝光 – 核黄素巩膜胶原交联方案的安全性仍需要进一步探讨。

2024 年，由电子科技大学薛欣宇教授带领的医 – 工研究团队在 *Nature* 子刊上介绍了一种无线控制、无电池眼部调节贴片，用于矫正高度近视并防止复发。该贴片不仅结合了巩膜交联和后巩膜加固术的优点，还提供了无线控制、无电池的解决方案，它将压电换能器、电化学微执行器、药物微针阵列、μ-LED、柔性电路和生物相容性封装，全部集成到紧凑的无线设计中。

此贴片的作用机制如下：①该系统可以使用外部超声波进行无线供电和控制；②电化学微驱动器通过向内驱动后巩膜，在精确缩短眼轴长度方面发挥着关键作用；③药物微针阵列将核黄素输送到后巩膜；④μ-LED 的蓝光诱导胶原蛋白交联，增强巩膜强度。体内实验表明，该贴片成功地将兔眼的眼轴长度缩短了约 1217 μm，并将巩膜强度增加了 387% 。该系统无须电池即可在体内有效运行，表明该贴片为临床治疗高度近视提供了一条有前途的途径。

近年来，有学者（2020 年）提出使用玫瑰红作为光敏剂、绿光（532 nm）照射诱导巩膜交联的方法，该方法诱导胶原交联的作用已在角膜上得到证实，应用于猪眼和兔眼巩膜的研究结果表明其能显著增强巩膜硬度（2021 年），可作为治疗近视进展的选择之一，但仍缺乏该方法在近视进展防控有效性、安全性和稳定性方面的相关研究，尚需进一步探索。

（2）生物交联剂交联法

生物交联剂交联法是一种将生物交联剂注射于眼球 Tenon 囊下进行巩膜交联的方法，无须复杂手术暴露交联部位。目前研究较多的生物交联剂包括京尼平、糖类（甘油醛、核糖、蔗糖和糖原等）、甲醛释放剂和谷氨酰胺酶等，该方法增强巩膜生物力学性能的有效性得到了广泛证实。Guo Z 等（2023 年）探究了 Tenon 囊下注射京尼平治疗幼年豚鼠高度近视的疗效和安全性，结果发现京尼平巩膜交联降低了高度近视眼屈光度增长及眼轴延长，有效延缓了近视进展，但经京尼平交联后豚鼠眼压升高、C/D 增大。Guo L 等（2022 年）也发现形觉剥夺性近视豚鼠眼 Tenon 囊下注射京尼平后眼压升高，眼底出现 C/D 增加、盘沿变窄等青光眼改变，视盘血流明显减少，京尼平交联能有效控制近视进展，但却带来了眼组织青光眼改变的安全性问题。Lin X 等（2019 年）对离焦诱导性新西兰兔近视眼行 Tenon 囊下注射甘油醛，有效抑制了眼轴延长，且未见交联眼视网膜和脉络膜的组织学损伤。Chu Y 等（2016 年）采用了相似的方法对豚鼠形觉剥夺性近视眼行 Tenon 囊下注射甘油醛，虽然巩膜生物力学性能增强，但未有效控制近视进展，他们推测可能由于近视早期胶原纤维并未发生显著改变，甘油醛交联的作用可能对长期进行性近视更有效。然而，Kimball EC 等（2014 年）发现，小鼠结膜下注射甘油醛后眼压升高，视网膜神经节细胞损伤风险增高，该方法的安全性也仍需进一步探讨。

生物交联剂交联法无须复杂手术操作暴露交联位置，操作相对简单，但是交联位置不可控，可能会对眼外肌和视神经等巩膜周围组织产生不良影响，既往研究也提示该方法有造成眼压升高和眼组织结构发生青光眼改变的安全性问题。光辐照交联法中的紫外光 - 核黄素巩膜胶原交联法的有效性和安全性已在恒河猴和人盲眼上得到验证，虽然需要较复杂的手术操作暴露交联位置，但是交联位置可控、精准性高，展现出较好的应用前景，随着相关研究的不断深入，该技术未来有望成为近视防控和病理性近视并发症的有效手段。

参考文献

1. ZHONG T, YI H, GOU J, et al. A wireless battery-free eye modulation patch for high myopia therapy. Nat Commun, 2024, 15(1): 1766.

2. LV X, LAI L, XU Y, et al. Effects of riboflavin/ultraviolet-A scleral collagen cross-linking on regional scleral thickness and expression of MMP-2 and MT1-MMP in myopic guinea pigs. PLoS One, 2023, 18(1): e0279111.

3. CHEN Z, LV X, LAI L, et al. Effects of riboflavin/ultraviolet-A (UVA) scleral

crosslinking on the mechanical behavior of the scleral fibroblasts of lens-induced myopia Guinea pigs. Exp Eye Res, 2023, 235: 109618.

4. LI Y, QI Y, SUN M, et al. Clinical feasibility and safety of scleral collagen cross-linking by riboflavin and ultraviolet A in pathological myopia blindness: a pilot study. Ophthalmology and Ther, 2023, 12(2): 853 – 866.

5. XU Y, LAI L, CHEN Z, et al. Scleral remolding-related gene expression after scleral collagen cross-linking using ultraviolet A and riboflavin in myopic guinea pig model. Curr Eye Res, 2023, 48(4): 392 – 401.

6. LAI L, LV X, WU X, et al. Comparing the differences in slowing myopia progression by riboflavin/ultraviolet A scleral cross-linking before and after lens-induced myopia in guinea pigs. Curr Eye Res, 2022, 47(4): 531 – 539.

7. SUN M, ZHANG F, LI Y, et al. Evaluation of the safety and long-term scleral biomechanical stability of UVA cross-linking on scleral collagen in rhesus monkeys. J Refract Surg, 2020, 36(10): 696 – 702.

8. SUN M, ZHANG F, OUYANG B, et al. Study of retina and choroid biological parameters of rhesus monkeys eyes on scleral collagen cross-linking by riboflavin and ultraviolet A. PLoS One, 2018, 13(2): e0192718.

9. ZHANG M, ZOU Y, ZHANG F, et al. Efficacy of blue-light cross-linking on human scleral reinforcement. Optom Vis Sci, 2015, 92(8): 873 – 878.

10. WOLLENSAK G, SPOERL E. Collagen crosslinking of human and porcine sclera. J Cataract Refract Surg, 2004, 30(3): 689 – 695.

11. ISELI H P, SPOERL E, WIEDEMANN P, et al. Efficacy and safety of blue-light scleral cross-linking. J Refract Surg, 2008, 24(7): S752 – S755.

12. WOLLENSAK G, IOMDINA E. Long-term biomechanical properties of rabbit sclera after collagen crosslinking using riboflavin and ultraviolet A (UVA). Acta Ophthalmol, 2009, 87(2): 193 – 198.

13. LIU C, LI Y, WANG M, et al. Changes in intraocular pressure and ocular pulse amplitude of rhesus macaques after blue light scleral cross-linking. BMC Ophthalmol, 2022, 22(1): 87.

14. LI Y, ZHANG F, SUN M, et al. Safety and long-term scleral biomechanical stability of rhesus eyes after scleral cross-linking by blue light. Curr Eye Res, 2021, 46(7): 1061 – 1070.

15. LI Y, LIU C, SUN M, et al. Ocular safety evaluation of blue light scleral cross-linking in vivo in rhesus macaques. Graefes Arch Clin Exp Ophthalmol, 2019, 257(7): 1435 – 1442.

16. 孙明甡, 张丰菊. 紫外线 A-核黄素角巩膜胶原交联术的研究进展. 中华眼科杂志, 2018, 54(12): 948 – 953.

17. 徐玉珊, 宋彦铮, 张丰菊. 巩膜胶原交联术防控近视研究的新进展. 中国科学(生命科学), 2022, 52(7): 1076 – 1088.

18. LOPEZ L I, BRONTE D, GERMANN J, et al. Scleral cross-linking using rose bengal-green light. Invest Ophthalmol Vis Sci, 2020, 61: 3415.

19. VILLEGAS L, GERMANN J, MARCOS S. Biomechanical effects of scleral crosslinking using rose bengal/green-light and Rivoflavin/UVA. Invest Ophthalmol Vis Sci, 2021, 62: 2281.

20. GUO Z, WEI Z, TONG Y, et al. Efficacy and safety evaluation of scleral cross-linking using genipin in the treatment of juvenile guinea pigs with high myopia. J Ocul Pharmacol Ther, 2023, 39(9): 643 – 652.

21. GUO L, HUA R, ZHANG X, et al. Scleral cross-linking in form-deprivation myopic guinea pig eyes leads to glaucomatous changes. Invest Ophthalmol Vis Sci, 2022, 63(5): 24.

22. LIN X, NAIDU R K, DAI J, et al. Scleral cross-linking using glyceraldehyde for the prevention of axial elongation in the rabbit: blocked axial elongation and altered scleral microstructure. Curr Eye Res, 2019, 44(2): 162 – 171.

23. CHU Y, CHENG Z, LIU J, et al. The effects of scleral collagen cross-linking using glyceraldehyde on the progression of form-deprived myopia in guinea pigs. J Ophthalmol, 2016, 2016: 3526153.

24. KIMBALL E C, NGUYEN C, STEINHART M R, et al. Experimental scleral cross-linking increases glaucoma damage in a mouse model. Exp Eye Res, 2014, 128: 129 – 140.

25. YASIR Z H, SHARMA R, ZAKIR S M. Scleral collagen cross linkage in progressive myopia. Indian J Ophthalmol, 2024, 72(2): 174 – 180.

26. ZHANG F, LAI L. Advanced research in scleral cross-linking to prevent from progressive myopia. Asia Pac J Ophthalmol (Phila), 2021, 10(2): 161 – 166.

强化激光角膜屈光手术围手术期干眼症的管理，是进一步提高患者术后视觉质量和满意度的重要措施

13. 干眼症是激光角膜屈光手术后早期最常见的并发症之一，严重时影响术后视觉质量

近年来，我国激光角膜屈光手术质量不断提升，影响术后视力恢复的严重并发症或不良反应已罕有发生，但对于目前临床应用较多的板层角膜屈光手术（如 FS-LASIK、SMILE）和表层角膜屈光手术（如 tPRK 等），干眼症仍是术后早期比较常见的并发症之一，几乎所有患者在术后早期都会经历一过性的不同程度的眼干涩症状。

干眼症是多因素引起的慢性眼表疾病，可伴有眼表炎症反应、

组织损伤及神经异常，从而造成眼部出现不适症状，严重时会导致视功能障碍。激光角膜屈光手术术后的严重干眼症可能导致视物模糊和明显的视力波动，影响患者的视觉质量及术后满意度，因此逐渐引起了临床的高度关注。对接受 LASIK 患者的研究结果（patient reported outcomes with LASIK，PROWL）显示，近 1/3 术前眼表面疾病指数（ocular surface disease index，OSDI）评分正常的患者在 LASIK 术后 3 个月抱怨出现干眼相关症状，其中 4% 出现严重症状。不适症状包括眼部干涩感、异物感、烧灼感、眼痒、疼痛、眼红、畏光、视疲劳、视物模糊，还可能由于泪膜不稳定引起不规则散光，出现视力波动，这些症状可能在术后 1 周至 1 个月时症状最重，术后 6 ~ 12 个月时逐渐缓解。

14. 激光角膜屈光手术围手术期干眼症的病因复杂多样

激光角膜屈光手术后干眼症的发生主要与角膜神经干扰因素有关：①角膜神经受损影响眼表 – 泪腺神经通路，导致角膜神经释放的神经营养因子减少，可能导致角膜上皮愈合不良、角膜上皮着染等情况；②角膜神经损伤可能影响泪腺和睑板腺的分泌功能，对泪膜的水液层和脂质层均造成干扰；③眼表知觉阈值降低，瞬目反射频率降低，眼表暴露时间延长，可能导致泪液蒸发过强，泪膜不稳定；④术后早期泪液中蛋白、电解质等含量增加，水液成分减少等原因导致泪液渗透压增高，可能激活应激酶，引起眼表炎症反应。

除角膜神经因素外，手术操作过程中的负压吸引环节可能会引起结膜杯状细胞的密度降低，从而对泪液黏蛋白层造成影响。术后角膜曲率改变可导致泪膜动力学状态不稳定，围手术期用药较多亦可能对眼表造成损害。

15. 激光角膜屈光手术适应证对于干眼症界定的拓展

据文献报道，计划进行屈光手术的患者中有 8%~55% 患有干眼症，其中我国屈光不正患者中合并干眼症的比例高达 41.43%，该比例可能高于其他眼表或眼前节手术人群，部分患者正是由于眼干涩不适无法长期耐受角膜接触镜才选择做角膜屈光手术。重度干眼症是激光角膜屈光手术的绝对禁忌证，对于干燥综合征及克罗恩病等可能引起眼干涩症状的全身系统性疾病，即使病情控制良好，也可能在屈光手术术后出现严重的难治性干眼症甚至坏死性角膜炎，因此必须在术前详细询问患者的既往病史。对于轻中度干眼症，以往我国角膜屈光手术专家共识中将其列为相对禁忌证，随着干眼症诊断筛查技术的不断精进，以及围手术期干眼症维护策略的不断完善和规范，对于轻中度干眼症，越来越多的专家倾向于在术前与患者进行充分的沟通和解释，征求患者知情同意，并采取相应治疗措施改善症状后酌情进行手术。甚至有研究认为部分病情控制良好的全身疾病患者，若其泪液功能正常，进行激光角膜屈光手术并不会发生严重的并发症。

16. 激光角膜屈光手术前进行详细的评估治疗和优化手术方案是降低术后干眼症发生率和严重程度的关键

近年来，干眼症的检查手段和设备不断更新，干眼症的诊断也更趋于体系化，已经可以对干眼程度进行深入的量化分析。干眼问卷量表可用于评估患者主观症状及其严重程度，泪膜破裂时间（tear film break-up time，TBUT）可评价泪膜稳定性，泪河高度测量、泪液分泌试验（Schirmer 试验）等可作为泪液分泌量的检测手段，眼表染色可用于评价眼表细胞完整性受损情况。此外，更先进的辅助检查手段包括角膜共聚焦显微镜、睑板腺红外照相、泪液干涉成像测量法等。术前识别屈光手术后有干眼症风险的患者，有利于医生在手术前采取必要的措施来优化眼表，甚至有针对性地选择对眼表损害更轻微的手术方案。存在下列情况患者术后干眼症状可能相对明显，或持续时间相对较长，应当在术前评估中引起特别注意：①年龄较大患者及女性患者；②较长时间配戴角膜接触镜者，角膜接触镜配戴不耐受者；③电子产品（如手机、电脑等）使用频率较高者；④存在变态反应病史者，包括哮喘、过敏性皮炎、过敏性鼻炎等需使用抗组胺类药物或口服糖皮质激素者；⑤患有全身疾病者，如糖尿病患者可能存在糖尿病相关角膜神经病变，从而出现干眼症，术后亦可能发生角膜上皮愈合延迟，加重干眼症；⑥眼睑闭合不全者，双重睑术或其他眼睑

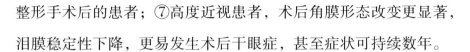

整形手术后的患者；⑦高度近视患者，术后角膜形态改变更显著，泪膜稳定性下降，更易发生术后干眼症，甚至症状可持续数年。

角膜屈光手术方案、手术参数设计和术中操作亦可影响术后干眼症的程度。与 LASIK 相比，SMILE 的术后干眼症发生率更低，干眼症的程度更轻，恢复也相对更快。手术参数如激光切削角膜组织的深度、光区大小、角膜瓣或角膜帽的直径/厚度、角膜瓣蒂的位置等均可能影响术后干眼症的发生率，但 SMILE 中制作的边切口宽度（2～4 mm）不会对术后干眼症造成影响。

17. 结合激光角膜屈光手术术前及术后干眼症类型，开展个性化精准治疗至关重要

激光角膜屈光手术术后干眼症治疗的目的在于稳定泪膜，增加水液分泌，控制眼表炎症。根据症状的严重程度和性质，可以个性化地逐步增加治疗方案，包括应用人工泪液、局部抗炎药物、黏蛋白促分泌剂、自体血清点眼及泪点栓塞等。

（1）人工泪液

具体治疗方案如下：人工泪液是治疗屈光手术术后干眼症的一线用药，若病情需要长期用药，则建议选用不含防腐剂的人工泪液滴眼液。

（2）局部抗炎药物

术后炎症是导致干眼症发生的一个重要因素，可使用糖皮质

激素滴眼液和（或）低浓度环孢素等抗炎药物进行控制。低浓度环孢素可有效优化激光屈光手术前便有干眼症的患者及术后新发干眼症患者的治疗。低浓度环孢素可能需要治疗数周后才能看到明显的效果，治疗约 6 个月时能达到最大效果。

（3）黏蛋白促分泌剂

黏蛋白促分泌剂如地夸磷索钠，可促进结膜杯状上皮细胞分泌黏蛋白，黏蛋白具有亲水性和润滑性，能在维持泪膜稳定性方面发挥重要作用。角膜屈光术后单独使用人工泪液效果较差时，联合应用黏蛋白促分泌剂能够产生协同作用，改善泪液分泌，缓解干眼症。

（4）自体血清点眼

自体血清中富含神经营养因子，如神经生长因子和 P 物质、表皮生长因子（epidermal growth factor，EGF）、转化生长因子（transformating growth factor，TGF）、维生素 A 以及抗炎因子和基质金属蛋白酶抑制剂等。对于严重慢性干眼症患者或人工泪液治疗效果不佳时，用自体血清点眼能够有效稳定泪膜，延长 TBUT，还能够促进角膜上皮生长，从而减轻角膜上皮损伤。

（5）泪点/泪道栓塞

泪点/泪道栓塞法能够延长泪液在眼表的存留时间，减少术后早期使用人工泪液的频率，尤其适用于水液缺乏型干眼症患者，对于术后难治性慢性干眼症患者有效。

（6）强脉冲光疗法

强脉冲光（intense pulsed light，IPL）疗法，是近年来一种全新的治疗睑板腺功能障碍（meibomian gland dysfunction，MGD）及其相关干眼症的方式。IPL 能够减轻睑缘充血，改善睑板腺的结构和功能，促进睑板腺分泌油脂，减轻眼表炎症，改善眼表微环境，从而恢复眼表完整性，对于缓解合并 MGD 的术后干眼症具有积极作用。

（7）其他支持性治疗

其他支持性治疗措施包括眼睑清洁、眼部热敷、口服补充 ω-3 脂肪酸及维生素 D_3 等。

总之，要积极防范激光角膜屈光手术围手术期干眼症，针对病因个性化制定精准治疗方案，促进术后一过性干眼症患者眼表功能的恢复，从而提高视觉质量。提升患者术后满意度尤为重要，因此要引起临床足够的重视。

参考文献

1. 亚洲干眼协会中国分会，海峡两岸医药卫生交流协会眼科学专业委员会眼表与泪液病学组，中国医师协会眼科医师分会眼表与干眼学组. 中国干眼专家共识：定义和分类(2020 年). 中华眼科杂志，2020，56(6)：418 – 422.

2. EYDELMAN M, HILMANTEL G, TARVER M E, et al. Symptoms and satisfaction of patients in the patient-reported outcomes with laser in situ keratomileusis（prowl）studies. JAMA Ophthalmol, 2017, 135(1)：13 – 22.

3. NAIR S, KAUR M, SHARMA N, et al. Refractive surgery and dry eye-an update. Indian J Ophthalmol, 2023, 71(4)：1105 – 1114.

4. LI M, ZENG L, MI S, et al. A multi-center study of the prevalence of dry eye disease in chinese refractive surgery candidates. Ophthalmic research, 2020, 64 (2): 224 – 229.

5. 中国民族卫生协会眼学科分会. 激光角膜屈光手术技术规范 第 1 部分: 准分子激光角膜屈光手术. [2023-11-6] http://www.chnha.org.cn/html/detail.html? id = 5290242822504480&aliasId = Notice&category_id = 8515493845860352.

6. SCHALLHORN J M, SCHALLHORN S C, HETTINGER K A, et al. Outcomes and complications of excimer laser surgery in patients with collagen vascular and other immune-mediated inflammatory diseases. J Cataract Refrac Surg, 2016, 42(12): 1742 – 1752.

7. 亚洲干眼协会中国分会, 海峡两岸医药卫生交流协会眼科学专业委员会眼表与泪液病学组, 中国医师协会眼科医师分会眼表与干眼学组. 中国干眼专家共识: 检查和诊断(2020 年). 中华眼科杂志, 2020, 56(10): 741 – 747.

8. 中华医学会眼科学分会眼视光学组, 中国医师协会眼科医师分会眼视光学组, 中国医师协会眼科医师分会屈光手术学组. 中国角膜屈光手术围手术期干眼诊疗专家共识(2021 年). 中华眼科杂志, 2021, 57(9): 644 – 650.

9. LI Y, LI S, ZHOU J, et al. Relationship between lipid layer thickness, incomplete blinking rate and tear film instability in patients with different myopia degrees after small-incision lenticule extraction. PloS one, 2020, 15(3): e0230119.

10. CETINKAYA S, GULMEZ M, MESTAN E, et al. Influence of incision size on dry eye symptoms in the small incision lenticule extraction procedure. Cornea, 2019, 38 (1): 18 – 23.

11. KANELLOPOULOS A J. Incidence and management of symptomatic dry eye related to lasik for myopia, with topical cyclosporine A. Clin Ophthalmol, 2019, 13(2): 545 – 552.

12. LIU R, RONG B, TU P, et al. Analysis of cytokine levels in tears and clinical correlations after intense pulsed light treating meibomian gland dysfunction. Am J Ophthalmol, 2017, 183: 81 – 90.

13. ZHANG X Z, SONG N, GONG L. Therapeutic effect of intense pulsed light on ocular demodicosis. Cur Eye Res, 2019, 44(3): 250 – 256.

14. FUENTES PÁEZ G, SOLER TOMAS J R, BURILLO S. Intense pulsed light: results in chronic dry eye syndrome after LASIK. Arch Soc Esp Oftalmol (Engl Ed), 2020, 95(5): 226 – 230.

加强激光角膜屈光手术后屈光回退和近视进展的防控、预警视觉损伤

激光角膜屈光手术已广泛应用于矫正屈光不正，经历了30多年的临床应用，其有效性、安全性和可预测性已得到验证，感染、角膜扩张等严重术后并发症极少发生，但角膜屈光手术后的屈光回退及近视进展仍是影响术后效果的长期稳定性、患者视觉质量和满意度的因素之一，因此有必要重视术后屈光回退及近视进展的相关因素分析，通过全面筛选适应证、合理选择手术方式、个性化设计手术方案、加强围手术期管理等对患者进行充分细致的护理沟通宣教，从而有效预防屈光回退及防控近视进展，进一步提高患者的长期满意度。

屈光回退是指进行屈光手术矫正后患者的屈光状态达到目标屈光度一段时间后又逐渐向术前原有屈光状态转变，其定义在不

同研究中不尽相同，一般认为屈光回退为激光角膜屈光手术术后屈光度向近视漂移 0.5 D 及以上。严格来说，屈光回退不同于术后近视进展，屈光回退是指发生在角膜而非晶状体或眼轴的变化，而术后近视进展常由晶状体变凸或眼轴延长导致。

18. 激光角膜屈光手术后屈光回退发生的可能机制

（1）角膜上皮与基质重塑

无论表层还是板层手术，都要通过激光消融角膜中央区从而降低角膜曲率以实现近视矫正。然而，在激光角膜屈光手术后，中央区角膜上皮细胞可能逐渐增生，导致上皮增厚，或者基质层细胞活化、增生，从而导致角膜上皮与基质重塑，发生屈光回退。既往关于激光角膜屈光手术后角膜厚度的研究大多关注的是术后 3 个月至 3 年的变化，这些研究发现术后角膜上皮增厚，且与术后近视屈光度呈正相关，中央区较周边区角膜上皮增厚更多。我们团队的一项研究分析的是激光角膜屈光手术后 5 年角膜厚度变化，研究发现与 SMILE 术后相比，FS-LASIK 术后角膜中央区和中央旁区上皮较厚，周围区较薄，且中央区和周围区差异更显著，这种差异在 SMILE 和 FS-LASIK 中均与术后屈光回退显著相关，但未发现角膜基质厚度对屈光回退的影响。

（2）角膜生物力学变化

角膜基质层占角膜厚度的 90%，对于维持角膜生物力学有重要作用，相比后基质层，前基质层胶原纤维排布更加致密，角膜生物力学优于后基质层。激光角膜屈光手术切断消融了角膜胶原纤维，尤其是角膜前基质层，角膜厚度变小，从而减弱了角膜生物力学。无论是表层还是板层手术，术后角膜生物力学参数均有所下降。角膜生物力学减弱后，在眼内压的长期作用下，可能导致角膜后表面向前突出，角膜曲率增加，从而发生屈光回退。

（3）角膜雾状混浊

角膜雾状混浊是角膜屈光手术后并发症中较为常见的一种，特别是在表层手术中，其发生机制是角膜组织受到创伤后细胞增殖、迁移、分化为肌成纤维细胞并合成新的细胞外基质，是一种愈合反应。早期发生角膜雾状混浊为正常的愈合反应，通常会逐渐消失，但若延迟发生且长期存在则会影响角膜的透明性，导致屈光回退，使长期视觉质量受到影响，且屈光回退与雾状混浊严重程度也有关。

19. 激光角膜屈光手术后屈光回退的多因素分析

（1）年龄

早期研究表明，随着年龄的增长，角膜胶原纤维的直径和数量、糖基化反应和非酶促交联反应增加，角膜生物力学性能增强，理论上年龄越大，越不易发生激光角膜屈光术后的屈光回退。Kim 等（2014 年）的研究也发现在行 LASIK 和 PRK 的近视患者中，年龄 >45 岁的患者屈光回退度数相比更年轻的患者显著降低，这种变化可能与年龄大、晶状体调节能力降低有关。然而，另有研究发现患者年龄越大，屈光回退的发生率反而越高，这可能和手术设计欠矫有关，为避免出现老视症状而过早配戴"老花镜"，而非真正意义上的屈光回退。我们的一项针对激光角膜屈光手术后 5 年屈光回退的研究（2024 年）仅纳入了手术设计足矫的患者，去除了欠矫的影响后，发现屈光回退组患者手术年龄大于未回退组，但差异并无统计学意义，提示手术年龄对于屈光回退的发生无显著影响。

（2）性别

大部分的研究并未发现性别对于屈光回退有显著影响，但 Kim 等（2022 年）的研究表明女性患者更容易发生屈光回退，另外不同性别对屈光回退的影响因素也可能不同。Naderi 等（2018 年）的研究发现 PRK 术后 6 个月以上的患者中，男性患者的角膜厚度与屈光回退显著相关，而女性患者中则与角膜曲率相关，男性和女性患者的 5 mm 角膜不规则性和球镜度数均与屈光回退显著相关。我们的研究（2024 年）也发现 SMILE 或 FS-LASIK 术后 5 年的患者中，术前屈光度、术后角膜曲率、术后角膜基质厚度以及每日近距离用眼时间和睡眠时间等因素在女性患者中对屈光回退的影响更显著，而在男性患者中未观察到显著影响，因此女性患者在激光角膜屈光术后更应注重减少近距离用眼时间并保证充足睡眠，通过合理的用眼行为避免术后屈光回退的发生，使视觉质量保持长期稳定。

（3）术前眼部参数：屈光度、角膜厚度、角膜曲率、眼轴长度

已有充分的证据表明术前屈光度与屈光回退显著相关，我们的研究发现患者 SMILE 或 FS-LASIK 术后 5 年的屈光回退发生率为 16.1%，在屈光回退的患者中术前高度近视者占 63.5%，而在未发生屈光回退的患者中术前高度近视者占 34.7%。术前屈光度越高，拟矫度数越高，切削的角膜组织越多，角膜重塑越多，角膜生物力学强度越差，在表层手术中切削较多的角膜组织也会增加雾状混浊的发生风险，这些因素都可能使高度近视患者更容易发生屈光回退。

术前角膜厚度对屈光回退的影响也得到了广泛的证实，较厚的角膜厚度是屈光回退的保护因素。

术前角膜曲率对屈光回退的影响尚未得出一致的结论，一些研究发现角膜曲率在术前更陡峭的患者，术后发生屈光回退的风险会显著降低。而另外一些研究则得出了相反的结论，认为术前更高的角膜曲率显著增加了屈光回退的发生率，可能和较陡峭的角膜尚不稳定，因而更容易回退有关。

Gab-Alla 等（2021 年）的研究评估了术前眼轴长度与 LASIK 术后 2 年屈光回退的关系，发现眼轴 >26 mm 是屈光回退发生的危险因素，这部分患者可能更容易受到因眼压变化导致巩膜延长或者巩膜变薄、玻璃体腔深度增加等因素的影响，从而更易发生屈光回退。另外，有研究表明角膜生物力学会随眼轴长度增加而降低，这也可能导致了长眼轴患者更易发生屈光回退。

（4）手术设计因素：手术方式、角膜瓣（帽）厚度与剩余基质厚度、光区与过渡区大小

手术方式的选择可能影响屈光回退，既往有较多的研究对比了 FS-LASIK 和 LASIK 术后屈光回退的差异，发现 FS-LASIK 术后屈光回退率较低，在术后长期稳定性方面更具有优势。这一差异可能从以下几方面解释：①飞秒激光制作的角膜瓣中央区和周围区厚度更加均匀一致，而微型角膜刀制作的角膜瓣周围区更厚、中央区更薄，不均匀的角膜瓣由于上皮增生可能导致中央角膜曲率更加陡峭，从而更易发生术后屈光回退；②FS-LASIK 术后早期角膜基质炎症反应更多，角膜瓣的黏附力更强，因而更不易发生屈光回退；③角膜基质深度与内聚拉伸强度有很强的负相关性，在角膜组织中，前弹力层附近内聚拉伸强度最大，前 40% 的角膜基质强度次之，中间 40%～90% 深度的角膜基质内聚拉伸强度趋于稳定，而 90% 之后的角膜基质深度至后弹力层的内聚拉伸强度迅速下降，而 LASIK 制作的角膜瓣均一性和准确性较 FS-LASIK 更差，激光消融后，更易损伤后 60% 的角膜基质，对角膜基质内聚拉伸强度的影响较大，因而可能更易发生屈光回退。Zhou 等

（2020 年）进行了一项关于 −6.0～−10.0 D 近视患者激光角膜屈光术后屈光回退预测因素的分析，发现在屈光回退风险大小方面，LASIK > FS-LASIK > LASEK，这可能也与 LASEK 的激光消融主要在角膜基质的前 40%，对内聚拉伸强度影响较小有关。LASIK 术现在已很少应用，对于目前主流的两种板层手术方式 SMILE 和 FS-LASIK，我们进行了 2 项关于其屈光回退的研究，分别为术后 1 年内（2022 年）和术后 5 年（2024 年），均未发现这两种术式对屈光回退影响的显著差异。

　　RST 过薄是导致激光角膜屈光手术后角膜扩张的危险因素之一，我国激光角膜屈光手术相关专家共识对此做出了规范，一般 RST 应 >250 μm，建议 280 μm 以上。RST 是手术设计的重要考虑参数，尤其是在预防术后角膜扩张方面，但是在预防术后屈光回退方面尚无公认的标准。既往研究表明较薄的 RST 会增加屈光回退的风险，Ogasawara 等（2016 年）关于近视 LASIK 术后 10 年的研究发现，基质床厚度 <350 μm 时较≥350 μm 时的屈光回退发生率显著增高。对于相同的屈光度矫正，角膜瓣（帽）越薄，RST 越厚，但目前尚无广泛的证据证实较薄的角膜瓣（帽）与术后视觉质量的长期稳定性相关，我们对中低度患者 SMILE 或 FS-LASIK 术后屈光回退的研究也未发现角膜瓣（帽）厚度对屈光回退的显著影响。

　　对于拟矫度数高或角膜薄的患者，屈光手术医生常缩小光区

（optical zone，OZ）从而保证能够剩余的基质床厚度在安全范围内，但有证据表明在表层或板层手术中较小的 OZ 会增加屈光回退风险，而较大的 OZ 和较小的过渡区（transition zone，TZ）更有助于减少屈光回退的发生。

（5）干眼症

干眼症是激光角膜屈光手术后常见的并发症，但大多数患者的症状会随着角膜神经修复而缓解，但存在长期慢性干眼症状可能会加重术后角膜上皮增生从而增加屈光回退的风险。Albietz 等（2004 年）研究发现 LASIK 术后有干眼症的患者和无干眼症的患者发生屈光回退的比例分别为 27% 和 7%。

（6）用眼行为与近视进展

近视的发生发展受遗传和环境因素共同影响，既往大量循证医学证据表明用眼行为也具有重要作用，通过增加户外活动时间、缩短近距离用眼时间、保证充足睡眠等用眼行为干预，能有效预防儿童青少年近视的发生与进展，是最经济合理、简单易行的近视防控措施。对于激光角膜屈光手术后的患者，指导他们重视术后科学护眼；防控近视进展也十分重要，但既往的研究缺少对于用眼行为和屈光回退关系的探讨。我们进行了一项 SMILE 或 FS-LASIK 术后 5 年用眼行为与屈光回退关系的研究（2024 年），这项研究排除了干眼症患者，调整了手术年龄、性别、手术方式、术前屈光度、角膜厚度等因素后，分析了总近距离用眼时间、连续近距离用眼时间、户外活动时间和睡眠时间等用眼行为对于屈光回退的影响，发现每日近距离用眼时间 > 8 小时是导致屈光回退的危险因素，尤其是 18 ~ 25 岁的年轻患者、女性患者和高度近视患者。女性患者中，每日睡眠时间 ≥ 8 小时是屈光回退的保护因素。本研究并未发现连续近距离用眼时间和户外活动时间对于屈光回退的影响。

20. 激光角膜屈光手术后屈光回退的预防

（1）手术方式的选择与手术设计

既往已有大量研究进行了激光角膜屈光手术后屈光回退的多因素分析，通过患者年龄、性别和术前眼部参数等信息，可以指导屈光手术医生选择合理的手术方式及手术设计参数，从而降低术后屈光回退的发生率，进而提高患者长期视觉质量。对于低中度近视或角膜较薄的患者，如患者依从性较好且无瘢痕体质，可选择表层手术；对于年龄小、屈光度高、角膜薄、角膜形态欠规则或角膜生物力学较弱的患者，可选择激光角膜屈光手术联合预防性角膜交联术，增强角膜生物力学；对于角膜相对较薄、不满足激光切削厚度的患者可考虑有晶状体眼人工晶状体植入术。

（2）药物

既往研究表明激光角膜屈光手术后早期应用降眼压药物能够减少角膜前突，稳定角膜曲率，预防屈光回退的发生，针对高度近视等回退风险高的患者应适当延长使用时间。表层手术的术中应用 MMC、术后应用糖皮质激素抑制角膜上皮的增殖，围手术期口服维生素可减少表层手术中雾状混浊的发生，从而预防屈光回退。

（3）用眼行为宣教

我们的研究（2024 年）提示用眼行为不当也会增加屈光回退的发生风险。因此在围手术期应增强患者宣教，建议患者术后早期尽量减少用眼时间，要注意较长时间的近距离用眼会增加屈光回退的发生风险，特别是对于年龄较小的患者和高度近视的患者。另外，较长时间近距离用眼也会增加干眼症发生的风险，从而增加角膜上皮重塑的发生率最终造成屈光回退。指导患者保持健康的用眼行为对于预防激光角膜屈光手术后屈光回退、提高患者术后长期视觉质量与满意度至关重要。

21. 激光角膜屈光手术后屈光回退的处理

对于已经发生屈光回退的患者，应认真分析其发生的原因并排除角膜后表面扩张问题。对于回退程度较轻者，需局部应用降眼压药物、糖皮质激素等抗炎药物、润滑眼表及抗疲劳的药物等治疗。降眼压药物除了具有降低眼压、形成角膜生物力学与眼压间的平衡、稳定角膜曲率的作用外，还能减少角膜上皮厚度从而降低角膜曲率来改善屈光回退。目前常用的预防和治疗屈光回退

的降眼压药为 β 受体阻滞剂。关于 α 受体激动剂在屈光回退方面的研究较少，但 Nejad 等（2021 年）发现酒石酸溴莫尼定滴眼液除了能降低眼压外还有缩瞳作用，能一定程度改善患者在暗环境中的视觉质量。对于有干眼症的屈光回退患者，需先排除 MGD 的影响，建议在合理护理眼睑的同时使用有促泌滋润眼表、抗炎等作用的药物，但应避免使用有促进角膜上皮增生作用的药物。

对于屈光回退程度较重、药物治疗无法改善且屈光度数、角膜形态、角膜厚度等参数稳定的患者，排除角膜后表面扩张的风险、评估生物力学相对稳定后则可考虑行手术补矫。一般可采用表层切削、掀开原瓣或重新制瓣的 LASIK 增效手术、SMILE 术后 Circle 模式制瓣准分子切削、原界面上方或下方的 SMILE 增效手术、原界面上方薄瓣 LASIK 以及有晶状体眼人工晶状体植入术等手术方式。实施增效手术前，需精准测量眼部参数，充分评估手术的必要性与安全性，并尽可能全面地获取初次手术数据，从而选择合适的手术方案以达到合理的预测性，并使患者术后获得满意的效果。

22. 加强激光角膜屈光手术后近视进展的防控和预警近视导致视觉损伤

近视是全球性的公共健康问题，近视患者不仅生活质量会降低，经济负担也会加重。激光角膜屈光手术虽然能矫正近视患者的屈光度，实现其生活质量的提高，但并未从根本上治愈近视。高度近视患者发生视网膜脱离、黄斑裂孔、青光眼和白内障等疾病的风险较高，在进行激光角膜屈光手术后除了预防屈光回退的发生，还需关注和防控近视进展及其所带来的视觉损伤。

为了预防病理性近视的发生，激光角膜屈光术后患者，特别是术前高度近视的患者，要重视定期进行眼底检查，这样才能做到有问题早发现、早诊断、早治疗，而临床上也亟须能够提示眼底早期损伤的指标，做到早期预警，防范视觉损伤的发生。我们的一项研究评估了激光角膜屈光术后 5 年豹纹状眼底与对比敏感度的关系（2024 年），发现中高度近视患者豹纹状眼底程度更高，豹纹状眼底程度越高，对比敏感度越差。所以中高度近视患者更应关注视网膜脉络膜的改变，对比敏感度的变化可作为豹纹状眼底进展的临床指标，监测眼底早期改变，预防病理性近视的发生。另外，我们正在进行一项激光角膜屈光手术前与手术后长期眼底变化的纵向研究，并分析其与对比敏感度的关系，进一步探索对比敏感度和术后早期近视进展、视觉损伤之间的相关性。

高度近视患者发生开角型青光眼的风险会增加，而在激光角膜屈光手术后，由于角膜厚度明显减少，常常导致所测得的眼压偏低，可能掩盖高眼压的判读，从而延误青光眼的早期诊断及早期干预。我们的一项研究应用闪速视野计进行激光角膜屈光手术前视野检查，研究发现视野平均缺损随近视屈光度和眼轴增加而显著增加，正常视野、青光眼样视野缺损和高度近视相关视野缺损比例分别为88.7%、5.0%和6.3%，青光眼样视野缺损和高度近视相关视野缺损与眼轴增长呈正相关，视野缺损患者豹纹状眼底、视盘旁萎缩和视盘倾斜的发生率高于视野正常患者。因此，对于高度近视患者及术前即存在视野改变的患者，应加强对患者的宣教与术后长期随访，及时监测眼压、眼底及视野的改变，从而做到早诊断、早干预，避免近视进展加重导致视觉损伤。

参考文献

1. XU Y, HAN Y, LV X, et al. Associations of near work, time outdoors, and sleep duration with myopic regression 5 years after SMILE and FS-LASIK: a cross-sectional study. J Refract Surg, 2024, 40(1): e10 - e19.

2. JIANG D, GUO N, LV X, et al. Association between fundus tessellation and contrast sensitivity in myopic eyes. Curr Eye Res, 2024, 49(2): 188 - 196.

3. 高熙, 刘嫣, 陈跃国. 近视激光角膜屈光术后屈光回退机制与药物防治的研究进展. 国际眼科杂志, 2023, 23(10): 1695 - 1698.

4. ELSHEIKH A, WANG D, BROWN M, et al. Assessment of corneal biomechanical properties and their variation with age. Curr Eye Res, 2007, 32(1): 11 - 19.

5. 王雁, 宋一, 牟博琨. 角膜生物力学基础. 中华眼科杂志, 2021, 57(2): 156 - 160.

6. KIM J, RYU I H, KIM J K, et al. Machine learning predicting myopic regression after corneal refractive surgery using preoperative data and fundus photography. Graefes Arch Clin Exp Ophthalmol, 2022, 260(11): 3701 - 3710.

7. ZHOU J, GU W, GAO Y, et al. Survival analysis of myopic regression after small incision lenticule extraction and femtosecond laser-assisted laser in situ keratomileusis for low to moderate myopia. Eye Vis (Lond), 2022, 9(1): 28.

8. GAB-ALLA A A. Is the axial length a risk factor for post-LASIK myopic

regression? Graefes Arch Clin Exp Ophthalmol, 2021, 259(3): 777 – 786.

9. 贺婷, 赵炜, 惠延年. 角膜屈光手术后的屈光回退. 国际眼科杂志, 2021, 21(11): 1912 – 1917.

10. ZHOU J, GU W, LI S, et al. Predictors affecting myopic regression in − 6.0 D to − 10.0 D myopia after laser-assisted subepithelial keratomileusis and laser in situ keratomileusis flap creation with femtosecond laser-assisted or mechanical microkeratome-assisted. Int Ophthalmol, 2020, 40(1): 213 – 225.

11. LIU M, GAO H, SHI W. Factors affecting myopic regression after laser in situ keratomileusis and laser-assisted subepithelial keratectomy for high myopia. Semin Ophthalmol, 2019, 34(5): 359 – 364.

12. 缪羚, 胡毅倩, 徐艳春, 等. 角膜屈光手术后屈光回退的手术治疗进展. 现代生物医学进展, 2019, 19(01): 180 – 184.

13. YAN M K, CHANG J S, CHAN T C. Refractive regression after laser in situ keratomileusis. Clin Exp Ophthalmol, 2018, 46(8): 934 – 944.

14. NADERI M, SABOUR S, KHODAKARIM S, et al. Studying the factors related to refractive error regression after PRK surgery. BMC Ophthalmol, 2018, 18(1): 198.

15. FU D, ZHANG Z Y, WANG L, et al. Refractive regression and changes in central corneal thickness three years after laser-assisted subepithelial keratectomy for high myopia in eyes with thin corneas: a retrospective study. Semin Ophthalmol, 2017, 32(5): 631 – 641.

16. ALIO J L, SORIA F A, ABBOUDA A, et al. Fifteen years follow-up of photorefractive keratectomy up to 10 D of myopia: outcomes and analysis of the refractive regression. Br J Ophthalmol, 2016, 100(5): 626 – 632.

17. KIM G, CHRISTIANSEN S M, MOSHIRFAR M. Change in keratometry after myopic laser in situ keratomileusis and photorefractive keratectomy. J Cataract Refract Surg, 2014, 40(4): 564 – 574.

18. OGASAWARA K, ONODERA T. Residual stromal bed thickness correlates with regression of myopia after LASIK. Clin Ophthalmol, 2016, 10: 1977 – 1981.

19. ALBIETZ J M, LENTON L M, MCLENNAN S G. Chronic dry eye and regression after laser in situ keratomileusis for myopia. J Cataract Refract Surg, 2004, 30(3): 675 – 684.

20. 中华预防医学会公共卫生眼科分会, 北京预防医学会公共卫生眼科学专委会. 关于加强儿童青少年近视防控用眼行为干预的倡议及实施方法共识(2023). 中华实验眼科杂志, 2023, 41(4): 297 – 302.

21. 刘丹, 陈金鹏. LASIK 术后不同时间应用噻吗洛尔对高度近视屈光回退的影响. 国际眼科杂志, 2019, 19(5): 826 - 829.

22. CHANG Y M, LIANG C M, WENG T H, et al. Mitomycin C for the prevention of corneal haze in photorefractive keratectomy: a meta-analysis and trial sequential analysis. Acta Ophthalmol, 2021, 99(6): 652 - 662.

23. MOSHIRFAR M, WANG Q, THEIS J, et al. Management of corneal haze after photorefractive keratectomy. Ophthalmol Ther, 2023, 12(6): 2841 - 2862.

24. STOJANOVIC A, RINGVOLD A, NITTER T. Ascorbate prophylaxis for corneal haze after photorefractive keratectomy. J Refract Surg, 2003, 19(3): 338 - 343.

25. NEJAD M, LIN S R, HWANG L H, et al. Effect of over-the-counter brimonidine tartrate 0.025% ophthalmic solution on pupil size in healthy adults. Graefes Arch Clin Exp Ophthalmol, 2021, 259(11): 3333 - 3338.

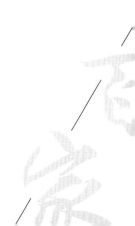

角膜胶原交联术与激光角膜屈光手术联合应用尚需要规范其技术流程及提升方案设计的精准

　　角膜胶原交联术（corneal collagen cross-linking，CXL）通过理化手段，能使角膜胶原分子内部及胶原分子之间发生共价键结合，从而增加胶原纤维的机械强度和抵抗蛋白酶消化的能力。其中物理交联法以紫外光－核黄素 CXL 为代表，通过紫外线 A 激活作为光敏剂的核黄素，使角膜基质胶原纤维之间形成新的共价键（Ⅱ型光化学反应），降低角膜的胶原酶活性，从而使角膜硬度和生物力学强度增加。紫外线－核黄素 CXL 最早于 2003 年被用于治疗中晚期圆锥角膜，此后 CXL 也被用于治疗激光角膜屈光手术后的角膜扩张性病变。近年来，CXL 在激光角膜屈光手术中的临床应用逐渐增多。为降低激光角膜屈光手术后发生角膜扩张的风险，有研究者建议在首次屈光手术时即预防性联合使用 CXL。预防性角膜交联与多种激光角膜屈光手术的联合应用（以下简称"联合手术"）均有报道，包括 PRK、LASIK 及 SMILE 等，分别称为 PRK-Xtra、LASIK-Xtra 及 SMILE-Xtra。相关研究内容已不仅局限于对此联合手术安全性和有效性的报道，越来越多的研究者已经开始探索标准化的手术流程、术后的角膜形态、生物力学稳定性、术后视觉质量及并发症发生情况等。

23. 联合手术的适用人群及手术方案治疗参数的设计探索

联合手术的适用人群，目前尚无指南标准或共识可遵循。多数研究纳入了术后角膜扩张及屈光回退风险较高的患者，如中高度近视或远视、角膜薄的患者，以及角膜地形图表现为 I-S 值高、后表面抬高、BAD 扩张强化图异常，CBI 异常但不能诊断为圆锥角膜的患者。

预防性 CXL 与不同类型激光角膜屈光手术联合应用时的操作流程大致相同，分为核黄素溶液浸泡、平衡溶液冲洗、紫外光 A 照射角膜基质床等环节。根据屈光手术的类型不同，预防性 CXL 的操作过程也不同：①在 PRK、LASEK 及 tPRK 等表层角膜屈光手术中，需在暴露的角膜基质上进行激光消融，然后进行交联，完成后配戴治疗性角膜接触镜；②LASIK-Xtra 手术在准分子激光消融后，需保持角膜瓣掀开，直接在基质床上进行核黄素溶液浸泡和冲洗，复位角膜瓣后再进行紫外光 A 照射；③在 SMILE-Xtra 手术中，先常规进行飞秒激光制作微透镜及小切口，完整取出透镜，后将核黄素注入囊袋内，完成浸泡、冲洗及紫外光照射过程。各种治疗方案中，所使用的核黄素浓度、浸泡时间，紫外光 A 照度和照射持续时间是关键的设计参数，但既往研究中的上述治疗参数均不尽相同。各项研究中，核黄素浓度范围为 0.1% ~ 0.25%，浸泡时间范围为 45 秒至 15 分钟，紫外光 A 照射时间为 45 秒至 5 分钟，能量剂量范围为 $0.8 \sim 5.4 \ J/cm^2$。多数研究采用 $30 \ mW/cm^2$ 的照射能量，另有部分研究使用 9、18、45 mW/cm^2 的照射能量。

尽管目前尚无统一的标准化方案参数，但设计原则上，应关注紫外光 A 照射总能量。总能量过小时交联增强角膜的效果不能保证，而较高的照射总能量则与弥漫性板层角膜炎（diffused lamellar keratitis，DLK）、中央毒性角膜病变、角膜上皮下雾状混浊等术后并发症有关。此外，Kanellopoulos 等认为，在设计 LASIK-Xtra 手术中的紫外光 A 参数时应考虑到交联可能导致角膜瓣脱水和褶皱形成，角膜瓣基质黏附性增加，同时应保证交联反应控制在角膜瓣范围内。

24. 联合手术的安全性和有效性有待进一步提高

预防性 CXL 的安全性评价是激光角膜屈光手术中是否应联合

行 CXL 的一个重要考虑因素。整体来看，CXL 的并发症很少见，且往往是一过性的。

报道较多的并发症是暂时性的雾状混浊，通常发生在术后早期，对视力影响不大，LASIK-Xtra 术后的轻度雾状混浊多在术后 1 年内消失。SMILE-Xtra 术后也可能发生轻度雾状混浊，导致角膜光密度升高，但这些影响都是暂时的，一般能够在术后 3 个月得到解决。在进行准分子激光和紫外光照射时用冷藏的平衡盐溶液（balanced salt solution，BSS）对切削面进行冲洗，以减轻激光消融的热效应，可减少雾状混浊的产生。此外，术后规范使用糖皮质激素，使用防护镜防止紫外线照射等措施，都能够有效减少雾状混浊。其他术后并发症还包括弥漫性层间角膜炎、上皮植入、上皮愈合延迟和角膜层间感染等，均较少见。预防性 CXL 辐照总能量远低于造成虹膜、晶状体和视网膜损伤的阈值，并且研究证明角膜内皮细胞密度在 PRK-Xtra、LASIK-Xtra 和 LASIK-Xtra 术后，较单独行激光角膜屈光手术均无显著差异。目前关于联合手术的研究中，最长观察至术后 12 个月，暂无发生角膜扩张的报道。故长远来看，其安全性是可以肯定的。

评价激光角膜屈光手术的 SI、EI 等指标，同样适用于联合手术的评价和比较，但研究结论出入较大，争议较多，参考价值有限。2024 年，Hira 等进行了一项关于预防性 CXL 的荟萃分析，经筛选纳入随机对照研究或观察性研究 28 项共 2820 只眼，将常规激光角膜屈光手术（PRK、LASIK、SMILE）与相应联合手术（PRK-Xtra、LASIK-Xtra、SMILE-Xtra）术后 12 个月的随访结果进行比较，结果显示常规手术组具有更好的安全性和有效性，联合手术组在 12 个月随访时的 CDVA 降低，可能主要与雾状混浊的影响有关。两组间 UDVA 可达到 20/20 或更佳，术后 MRSE 两组之间无统计学差异。尽管常规手术组的术后 CDVA 相对更佳，但在亚组分析时，SMILE 与 SMILE-Xtra 组，LASIK 与 LASIK-Xtra 组之间无统计学差异。

值得注意的是，目前的研究结论提示联合手术的安全性和有效性尚待进一步提高，故为患者选择联合手术的治疗方案时应全面而慎重地权衡利弊。此外，由于可用于分析的随机对照试验相对较少，各个研究中采用的交联方案也并不完全一致，这就需要相关研究者采用标准统一的交联方案，实施设计严谨的随机对照试验，来客观评价激光角膜屈光手术中预防性 CXL 的应用价值。

25. 关于角膜形态、结构、力学等生物学参数指标变化及其对手术稳定性和可预测性影响的研究不断深入

CXL 能够增强角膜生物力学稳定性，体现在角膜整体硬度增加而弹性下降，组织间相互作用增强，有利于保持角膜形态，不容易发生变形。交联效应会随着时间的推移持续进展，那么联合

手术后角膜形态结构的变化情况，以及由此引出的关于术后屈光
度稳定性和可预测性的问题值得深入探讨。在角膜共聚焦显微镜
下可观察到交联后早期角膜基质出现蜂巢样结构，提示角膜水肿，
同时上皮下可见朗格汉斯细胞。随着水肿和炎症反应的消退，患
者 LASIK-Xtra 术后视力才会逐渐提高，也就是说联合手术相较于
常规手术存在轻微的视力恢复延迟。CXL 术后角膜形态具有扁平
化趋势，术后 6 个月屈光度可发生（0.97 ± 0.48）D 的远视漂移。
但也有研究认为，屈光状态的早期稳定同时受到手术后受损上皮
细胞和基质细胞的影响。CXL 不仅能影响角膜上皮细胞的迁移速
度，也会诱导角膜基质细胞凋亡，导致成纤维细胞和肌成纤维细
胞数量减少，使屈光状态具有更好的稳定性，从而降低屈光回退
的程度。

　　联合手术具有较好的可预测性。高度近视患者行 LASEK-Xtra
术后等效球镜度（spherical equivalent，SE）与拟矫 SE 偏差在
± 1.00 D 范围内者占 92%，± 0.50 D 范围内者占 76%，与 SMILE
手术相比略低。Blanco-Dominguez 等对几种不同的近视矫正手术
后 UDVA 和 SE 的相关性进行分析，其中 PRK-Xtra 的相关系数 r
为 0.482，与 PRK 相似但较 LASIK 低，可能与表层手术后基质细
胞活化增多及雾状混浊的发生有关。高度近视患者行 LASIK-Xtra
术后 3 年有 96% 以上眼屈光度偏差在 ± 1.00 D 范围内。Sánchez-
González 等计算了薄角膜患者行 SMILE-Xtra 术后屈光度与拟矫度
数的预测回归模型，其决定系数 R^2 为 0.9794。对于角膜地形图

联合力学分析处于临界状态的患者，在 SMILE-Xtra 术后 6 个月 SE 与拟矫 SE 偏差在 ±0.50 D 范围内者占 91%，在 ±1.00 D 范围内者达 100%。

与单独行常规激光角膜屈光手术相比，LASIK-Xtra 及 PRK-Xtra 联合手术后均可观察到中央角膜厚度显著降低的情况。中央角膜厚度改变这一情况在进行角膜交联的圆锥角膜病例术后也有报道。研究认为这可能与交联后角膜基质内的胶原纤维重新分布和压实有关，而角膜厚度改变的程度可能受到术前角膜自身的状态及所采用的交联方案的影响。值得注意的是，中央角膜厚度降低在 SMILE-Xtra 术后并不明显，推测可能是由于 SMILE-Xtra 过程中去除了角膜基质微透镜，干扰了交联过程对胶原纤维的压缩作用。

另一方面，中央角膜厚度降低还可能与交联术后发生角膜上皮重塑的程度较低有关。CXL 增强角膜生物力学，提高角膜硬度和曲率的稳定性，使上皮对机械、理化及眼表刺激的抵抗性增强，上皮重塑这一代偿作用便会相对减弱。Kanellopoulos 等对比了接受 LASIK-Xtra 与 LASIK 术后 6 个月患者角膜中央 6 mm 范围内上皮厚度情况，他们注意到 LASIK-Xtra 组中屈光矫正量为 −8.00 ~ −9.00 D 的亚组和 −7.00 ~ −8.00 D 的亚组中周区角膜上皮增厚量分别为 3.79 μm 和 3.95 μm，而在 LASIK 组中相应亚组上皮增厚量分别为 9.75 μm 和 7.14 μm，提示上皮重塑程度较低可能也是预防性 CXL 减缓术后屈光回退的原因之一。

26. 术后视觉质量评价是未来研究发展的方向之一

CXL 可造成角膜基质胶原纤维直径增加、间隙减小、纤维间的排列改变，联合手术对术后视觉质量的影响也备受关注。LASIK-Xtra 术后早期，对比敏感度在 3.0 周/度、6.0 周/度这 2 个空间频率上较术前增加，提示与术后角膜表面不对称性增加有关；客观散射指数较术前增加，斯特列尔比和调制传递函数截止频率较术前降低，推测可能是由 CXL 引起的角膜内部折射改变、术后早期角膜水肿导致。另外主观视觉质量问卷总分在术后 1 个月时最高，与客观参数的时间变化规律一致，患者反映的主要视觉问题为眩光、晕轮、星芒、雾视。李辰等观察到 LASIK-Xtra 组术后总高阶像差、球差和三叶草与 LASIK 组无显著差异，Chabib 等则发现 SMILE-Xtra 组术后总高阶像差和彗差与 SMILE 组无显著差异，认为预防性 CXL 的应用对患者视觉质量的影响较小。因此，如何进一步提高联合手术后的视觉质量，可能也是未来深入探索的方向之一。

参考文献

1. LIM L, LIM E W L, ROSMAN M, et al. Three-year outcomes of simultaneous accelerated corneal crosslinking and femto-LASIK for the treatment of high myopia in asian eyes. Clin Ophthalmol, 2020, 14: 2865 – 2872.

2. DONG R, ZHANG Y, YUAN Y, et al. A prospective randomized self-controlled study of LASIK combined with accelerated cross-linking for high myopia in chinese:

24-month follow-up. BMC Ophthalmol, 2022, 22(1): 280.

3. 王庆宝，祖培培，范华，等. FS-LASIK 联合快速角膜交联术矫正高度近视后角膜形态学及后表面高度变化. 中华眼视光学与视觉科学杂志，2023，10(25)：757 - 763.

4. ASLANIDES I M, MUKHERJEE A N. Adjuvant corneal crosslinking to prevent hyperopic LASIK regression. Clin Ophthalmol, 2013, 7: 637 - 641.

5. KANELLOPOULOS A J, KAHN J. Topography-guided hyperopic LASIK with and without high irradiance collagen cross-linking: initial comparative clinical findings in a contralateral eye study of 34 consecutive patients. J Refract Surg, 2012, 28(11 Suppl): S837 - S840.

6. SÁNCHEZ-GONZÁLEZ J M, ROCHA-DE-LOSSADA C, BORRONI D, et al. Prophylactic corneal crosslinking in myopic small-incision lenticule extraction-long-term visual and refractive outcomes. Indian J Ophthalmol, 2022, 70(1): 73 - 78.

7. 蒋莎，雷晓华，谭维娜，等. SMILE 联合 CXL 与 SMILE 矫正近视眼术后早期疗效和角膜生物力学变化比较. 中华实验眼科杂志，2021，39(5)：430 - 438.

8. HYUN S, LEE S, KIM J H. Visual outcomes after SMILE, LASEK, and LASEK combined with corneal collagen cross-linking for high myopic correction. Cornea, 2017, 36(4): 399 - 405.

9. OHANA O, KAISERMAN I, DOMNIZ Y, et al. Outcomes of simultaneous photorefractive keratectomy and collagen crosslinking. Can J Ophthalmol, 2018, 53(5): 523 - 528.

10. SACHDEV G S, RAMAMURTHY S, DANDAPANI R. Comparative analysis of safety and efficacy of photorefractive keratectomy versus photorefractive keratectomy combined with crosslinking. Clin Ophthalmol, 2018, 12: 783 - 790.

11. LEE H, YONG KANG D S, HA B J, et al. Comparison of outcomes between combined transepithelial photorefractive keratectomy with and without accelerated corneal collagen cross-linking: a 1-year study. Cornea, 2017, 36(10): 1213 - 1220.

12. 朱叶，陈国富，巩倩文，等. 准分子激光角膜切削术联合预防性角膜胶原交联术治疗中高度近视的疗效评估. 中华眼视光学与视觉科学杂志，2023，10：764 - 770.

13. SEILER T G, FISCHINGER I, KOLLER T, et al. Superficial corneal crosslinking during laser in situ keratomileusis. J Cataract Refract Surg, 2015, 41(10): 2165 - 2170.

14. KANELLOPOULOS A J. Long-term safety and efficacy follow-up of prophylactic higher fluence collagen cross-linking in high myopic laser-assisted in situ keratomileusis.

Clin Ophthalmol, 2012, 6: 1125 – 1130.

15. XU W, TAO Y, WANG L, et al. Evaluation of biomechanical changes in myopia patients with unsatisfactory corneas after femto second-laser in situ keratomileusis (FS-LASIK) concurrent with accelerated corneal collagen cross-linking using corvis-st: two-year follow-up results. Med Sci Monit, 2017, 23: 3649 – 3656.

16. GANESH S, BRAR S. Clinical outcomes of small incision lenticule extraction with accelerated cross-linking (RELEX SMILE XTRA) in patients with thin corneas and borderline topography. J Ophthalmol, 2015, 2015: 263412.

17. MO F, DI Y, LI Y. Changes in corneal morphology and biomechanics in cases of small incision lenticule extraction with prophylactic accelerated collagen cross-linking. J Ophthalmol, 2022, 2022: 1640249.

18. BRAR S, SRIGANESH S, SUTE S S, et al. Comparison of long-term outcomes and refractive stability following SMILE versus SMILE combined with accelerated cross-linking (SMILE XTRA). J Ophthalmol, 2022, 2022: 4319785.

19. DAVEY N, ASLANIDES I M, SELIMIS V. A case report of central toxic keratopathy in a patient post transprk (followed by corneal collagen cross-linking). Int Med Case Rep J, 2017, 10: 131 – 138.

20. GRAUE-HERNANDEZ E O, PAGANO G L, GARCIA-DE LA ROSA G, et al. Combined small-incision lenticule extraction and intrastromal corneal collagen crosslinking to treat mild keratoconus: long-term follow-up. J Cataract Refract Surg, 2015, 41(11): 2524 – 2532.

21. KANELLOPOULOS A J, ASIMELLIS G. Combined laser in situ keratomileusis and prophylactic high-fluence corneal collagen crosslinking for high myopia: two-year safety and efficacy. J Cataract Refract Surg, 2015, 41(7): 1426 – 1433.

22. LOW J R, LIM L, KOH J C W, et al. Simultaneous accelerated corneal crosslinking and laser in situ keratomileusis for the treatment of high myopia in asian eyes. Open Ophthalmol J, 2018, 12: 141.

23. OSMAN I M, HELALY H A, ABOU SHOUSHA M, et al. Corneal safety and stability in cases of small incision lenticule extraction with collagen cross-linking (SMILE XTRA). J Ophthalmol, 2019, 2019: 6808062.

24. ZHANG J, FENG Q, DING W, et al. Comparison of clinical results between trans-prk and femtosecond lasik for correction of high myopia. BMC Ophthalmol, 2020, 20(1): 243.

25. SPOERL E, MROCHEN M, SLINEY D, et al. Safety of uva-riboflavin cross-linking of the cornea. Cornea, 2007, 26(4): 385 – 389.

26. HIRA S, HEFFEL K K, MEHMOOD F, et al. Comparison of refractive surgeries（SMILE, LASIK, and PRK）with and without corneal cross-linking：a systematic review and meta-analysis. J Cataract Refract Surg, 2024, 50（5）：523 – 533.

27. 郑燕, 周跃华, 张晶, 等. 准分子激光原位角膜磨镶术联合快速角膜交联术矫正薄角膜近视合并散光的早期疗效. 中华实验眼科杂志, 2016, 5（34）：460 – 465.

28. TOMITA M, MITA M, HUSEYNOVA T. Accelerated versus conventional corneal collagen crosslinking. J Cataract Refract Surg, 2014, 40（6）：1013 – 1020.

29. ZHOU Y, LIU M, ZHANG T, et al. In vivo confocal laser microscopy of morphologic changes after small incision lenticule extraction with accelerated cross-linking（SMILE XTRA）in patients with thin corneas and high myopia. Graefes Arch Clin Exp Ophthalmol, 2018, 256（1）：199 – 207.

30. ELLING M, KERSTEN-GOMEZ I, DICK H B. Photorefractive intrastromal corneal crosslinking for the treatment of myopic refractive errors：six-month interim findings. J Cataract Refract Surg, 2017, 43（6）：789 – 795.

31. WILSON S E, CHAURASIA S S, MEDEIROS F W. Apoptosis in the initiation, modulation and termination of the corneal wound healing response. Exp Eye Res, 2007, 85（3）：305 – 311.

32. JESTER J V, PETROLL W M, CAVANAGH H D. Corneal stromal wound healing in refractive surgery：the role of myofibroblasts. Prog Retin Eye Res, 1999, 18（3）：311 – 356.

33. BLANCO-DOMINGUEZ I, DUCH F, POLO V, et al. Correlation and regression analysis between residual gradation and uncorrected visual acuity one year after refractive surgery with LASIK, FS-LASIK, PRK, PRK XTRA techniques and the implantation of ICL® posterior chamber phakic lens in myopic correction. PLoS One, 2020, 15（9）：e0238399.

34. SUBASINGHE S K, OGBUEHI K C, DIAS G J. Current perspectives on corneal collagen crosslinking（CXL）. Graefes Arch Clin Exp Ophthalmol, 2018, 256（8）：1363 – 1384.

35. HABERMAN I D, LANG P Z, BRONCANO A F, et al. Epithelial remodeling after corneal crosslinking using higher fluence and accelerated treatment time. J Cataract Refract Surg, 2018, 44（3）：306 – 312.

36. KANELLOPOULOS A J, ASIMELLIS G. Epithelial remodeling after femtosecond laser-assisted high myopic LASIK：comparison of stand-alone with LASIK combined with prophylactic high-fluence cross-linking. Cornea, 2014, 33（5）：463 – 469.

37. WOLLENSAK G, WILSCH M, SPOERL E, et al. Collagen fiber diameter in the

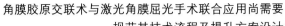

rabbit cornea after collagen crosslinking by riboflavin/UVA. Cornea，2004，23（5）：
503 – 507.

38. 郑燕，翟长斌，付彩云，等. FS-LASIK 联合快速角膜交联术后早期视觉质量. 中华眼视光学与视觉科学杂志，2022，10：736 – 745.

39. TOUBOUL D，EFRON N，SMADJA D，et al. Corneal confocal microscopy following conventional，transepithelial，and accelerated corneal collagen cross-linking procedures for keratoconus. J Refract Surg，2012，28（11）：769 – 776.

40. 李辰，周跃华，李福生，等. FS-LASIK 与 FS-LASIK XTRA 矫正近视术后角膜上皮重塑状态及角膜像差变化比较. 中华实验眼科杂志，2023，41（8）：782 – 794.

41. CHABIB A，MAMMONE M，FANTOZZI C，et al. Clinical outcomes comparison of combined small incision lenticule extraction with collagen cross-linking versus small incision lenticule extraction only. J Ophthalmol，2022，2022：2625517.

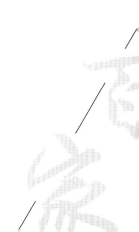

角膜基质透镜保存及再利用的研究及临床应用在不断深入拓展

27. 角膜基质透镜的保存技术逐步改良

角膜基质透镜（refractive lenticule，RL）在储存过程中，缺氧、缺血和脱水造成的损伤会导致胶原纤维结构排列不规则从而影响角膜透明度，因此妥善保存 RL 是后续再利用的关键。

（1）保存温度和介质

RL 在低温（4 ℃）或冷冻（ − 80 ～ − 196 ℃液氮）条件下保存后，细胞代谢率和酶活性会有所降低。室温下在甘油中储存和冷冻保存具有相似的效果，因此常温甘油保存可以作为一种经济有效的短期保存方法。4 ℃条件下，甘油、硅油和硅胶 3 种试剂都可以用于 RL 的保存，但硅胶有利于更好地保持 RL 的透明度。相比于室温、4 ℃和 − 20 ℃，RL 在 − 80 ℃中长期保存更有助于保留良好的透明度。Bandeira 等发现在冷冻储存后，RL 中神经突的密度和兴奋反应有所降低，但施万细胞也可以辅助其保留功能，在移植后的神经重建方面具有潜在优势。在常温条件下，也有多种储存介质可供选择比较。根据眼库以往的经验，角膜存储的最佳介质是 Optisol。我们团队（2019 年）将新鲜切除的 SMILE 术式来源的 RL 分别保存在甘油、异色硅胶干燥剂或 Optisol 中 14 天后发现：Optisol 保存效果最好，RL 无明显组织学变化，保持了最高程度的细胞活力，有利于 RL 紧急情况下的再利用。综上所述，在保存 RL 时应当根据现有条件和储存时长选择恰当的储存温度和介质。

（2）脱细胞处理

脱细胞处理是指通过化学试剂、气体或压力去除角膜的细胞成分使其失去免疫原性，更有利于异种移植和角膜的长期保存，有希望作为基质板层角膜移植术的替代品。Yu 等（2022 年）将在 4 ℃甘油中储存了 3 个月的脱细胞人类 RL 重新植入兔角膜板层中，与新鲜的人类 RL 相比，脱细胞的 RL 植入术后 3 个月的屈光状态无差异，但观察到有透明度降低和胶原原纤维间距增加的情况发生。基于脱细胞的原理，还衍生出了干燥的方法来长期保存 RL。干燥是指通过控制封闭室内的压力和温度来消除组织中的水分子，与其他方法相比，干燥的主要优点是无须化学处理即可完成脱细胞处理。干燥再水化后的人类 RL 植入兔角膜后整合良好，手术 6 个月后未发生排斥反应且角膜厚度均匀。未来 RL 脱细胞处理需要选择合适的脱细胞方法或将多种脱细胞方法相结合，在充分脱细胞的同时减小对细胞外基质（extracellular matrix，ECM）组织结构和机械性能的损伤，并对处理后的组织结构、蛋白质含量及残留试剂进行严格检查。

（3）生物材料保存

Zhao 等（2022 年）开发了一种水凝胶胶囊用于模拟泪膜以保存人类 RL。保存液中的海藻酸钠能通过快速扩散作用与钙离子配位结合形成立体胶囊外壳，而保存液中的硫酸软骨素通过静电作用会在 RL 表面形成润滑层，模拟眼表微环境。该营养胶囊可以延长 RL 的保存时间，保持 RL 的透明度和细胞活性，抑制病原微生物的生长。营养胶囊中的微透镜在 − 80 ℃条件下保存 1 年后，透光率比新鲜透镜显著降低，但角膜基质细胞的活性比在甘油中冷冻保存更高。仿生材料的制备有利于将角膜组织保存于类似眼表微环境的条件中，从而尽可能减小保存液对纤维组织排列结构的影响，这可能是未来研究的新方向。

（4）眼库的储存及评估工作

眼库储存是屈光手术后长期存储 RL 的安全途径。Riau 等将眼库液氮中保存的 RL 取出植入兔角膜中。冷冻保存的 RL 在角膜中随时间的延长逐渐变得更加透明且 16 周后未观察到明显排斥反应。现有的 EuroGTP Ⅱ 交互式评估工具可以用于评估将新的角膜组织引入临床实践的风险。评分 0 ~ 2 分代表风险可忽略，6～22 分代表中风险，22 分以上则代表高风险。对 RL 的致病性和免疫原性进行评价，以减少角膜组织中的微生物污染也是一个重要问题。我们团队（2021 年）研究发现，胶原纤维排列规则，角膜细胞完整，对于单纯疱疹病毒、细菌、真菌和棘阿米巴均为阴性的新鲜 RL 在 -78 ℃ 无水甘油中保存脱细胞后，人白细胞抗原表达明显减少。再结合透光率、杨氏模量及角膜细胞完整性的保存效果，可以认为 -78 ℃ 无水甘油是能减少抗原而不破坏微透镜结构和功能的理想保存温度和介质。在新型冠状病毒大流行期间，考虑是否适用。建议各级医院应当不断建立和完善眼库的标准化操作流程，包括供体 RL 的采集、检测、处理、储存和分发等工作，保证 RL 长期储存后能顺利的再利用。

28. 角膜基质透镜的再利用的适应证得到拓展

根据既往的研究报道，RL 植入有助于治疗屈光不正、圆锥角膜、感染性或非感染性角膜炎、角膜穿孔等角膜疾病。与全层或板层角膜移植相比，RL 移植术后发生排斥的风险更低，因为 RL 尺寸更小，且不含上皮或内皮细胞。此外，RL 不与容易触发免疫排斥反应的眼表微环境、房水循环或角膜缘干细胞接触，抗原负荷较小，用于同种异体移植是安全可行的。

（1）远视

当入射光线聚焦在眼睛视网膜后方时就会发生远视。研究发现 RL 植入在矫正远视中可以发挥作用，并且在矫正中高度远视时效果更明显。有研究发现中高度远视患者在 RL 植入矫正 2 年后，正球镜度数减低，前部平均角膜曲率增加，且长期研究显示术后 5 年效果稳定。另一种新的人角膜同种异体移植物（TransForm™，TCA）经过灭菌及脱细胞处理能进一步降低组织抗原性。研究发现在 TCA 植入术后 1 年中央角膜屈光力可增加 3.2 D，且未观察到明显的术后并发症。对于远视伴散光的患者，可以用三重标记方法来标记 RL，旋转植入角膜基质袋中从而进一步促进散光的矫正。在 Liu 等（2022 年）的研究中，通过三重标记进行基质移植的患者在手术 6 个月后，平均散光度数从术前的 （ −2.15 ± 1.10 ）D 显著下降至术后的 （ −0.70 ± 0.21 ）D。自 2020 年以来逐渐有研究提出可以使用自体 RL 旋转技术用于矫正远视散光。当柱镜屈光度约为球镜的 2 倍时，将对应柱镜一半屈光度的 RL 分离旋转 90°，可在不损失角膜厚度的情况下实现散光矫正和提升裸眼视力的效果。

（2）圆锥角膜

圆锥角膜是一种角膜扩张症，其特征是进行性角膜变薄和曲率变陡，会导致不规则散光和视力受损。RL 可以通过移植或透镜辅助角膜交联的方式控制圆锥角膜进展。目前用于治疗圆锥角膜的 RL 根据其术式来源不同，分为不同形状：环形、凹面和凸面。许多研究报道了 SMILE 衍生 RL 治疗Ⅲ期和Ⅳ期圆锥角膜的可行性，在这些研究中 RL 移植术后角膜厚度增加，后表面角膜形态得到改善，且 3 年或 5 年随访结果均稳定。与穿透性角膜移植术相比，角膜内凹面 RL 植入术用于治疗进行性圆锥角膜同样实现了角膜曲率的稳定和患者视力的提高，且侵入性更小。结合角膜交联的 RL 植入术可能在圆锥角膜治疗中具有应用前景，但目前仍缺乏对于其长期有效性的研究以及对操作流程的标准化规范来进一步提高疗效。

（3）再生角膜工程

角膜移植术是治疗严重角膜混浊的主要方式，但可移植供体组织十分稀缺。SMILE 术式来源的 RL 富含胶原蛋白，具有良好的机械强度、生物相容性和透明度，可以作为 ECM 支架的新来源，经过脱细胞和功能细胞填充后恢复角膜透明度。人类诱导多能干细胞在脱细胞 RL 支架上可分化为角膜上皮细胞，用于治疗持续性角膜上皮缺损。SMILE 术式来源的 RL 脱细胞后作为 ECM 支架接种骨髓间充质干细胞，能促进间充质干细胞向角膜上皮细胞的分化。结合纳米材料的修饰，可能会进一步改善 ECM 支架的物理化学特性，以控制移植排斥及炎症反应，促进神经生长和修复。未来 RL 来源的 ECM 支架将有益于眼表甚至其他组织器官的再生组织工程。

（4）生物补片材料

SMILE 衍生的 RL 因具有优异的生物相容性和生物力学性能，成为安全且便于获取的生物补片材料，可以用来治疗角膜穿孔、角膜皮样瘤、复发性翼状胬肉、青光眼引流阀暴露、角膜透明边缘变性等疾病。经过适当的加工修饰或结合 3D 生物打印技术后，RL 也可能有助于合成新型生物材料，应用于组织缺损修复等领域的研究中。

参考文献

1. XIA F, ZHAO J, FU D, et al. Comparison of the effects of temperature and dehydration mode on glycerin-based approaches to SMILE-derived lenticule preservation. Cornea, 2022, 41(4): 470 – 477.

2. XIA F, ZHAO J, FU D, et al. Optical transmittance and ultrastructure of SMILE-derived lenticules subjected to three different preservative methods. Exp Eye Res, 2020, 201: 108357.

3. BANDEIRA F, YAM G H F, LIU Y C, et al. Three-dimensional neurite characterization of small incision lenticule extraction derived lenticules. Invest Ophthalmol Vis Sci, 2019, 60(13): 4408 – 4415.

4. LIANG G, WANG L, PAN Z, et al. Comparison of the different preservative methods for refractive lenticules following SMILE. Curr Eye Res, 2019, 44(8): 832 – 839.

5. POLACHOVA M, NETUKOVA M, BENADA O, et al. The new future perspective in corneal tissue utilisation-methods of preparation and preservation. BMC ophthalmol, 2023, 23(1): 294.

6. YU N, CHEN S, YANG X, et al. Comparison of fresh and preserved decellularized human corneal lenticules in femtosecond laser-assisted intrastromal lamellar keratoplasty. Acta Biomater, 2022, 150: 154 – 167.

7. VAUTIER A, BOURGES J L, GABISON E, et al. An efficient technique for the long-term preservation of SMILE lenticules using desiccation. J Refract Surg, 2023, 39(7): 491 – 498.

8. ZHAO J, ZHANG Z, XIA F, et al. Nutrient capsules maintain tear film homeostasis for human corneal lenticule transplantation. Chem Eng J, 2022, 450: 138078.

9. ZHANG Z, SUN B, XIA F, et al. Study on the biological properties of SMILE-derived corneal stromal lenticules after long-term cryopreservation in nutrient capsules. Exp Eye Res, 2024, 239: 109756.

10. SHANG Y, LI Y, WANG Z, et al. Risk evaluation of human corneal stromal lenticules from SMILE for reuse. J Refract Surg, 2021, 37(1): 32 – 40.

11. HAN T, SHEN Y, SHANG J, et al. Femtosecond laser-assisted small incision allogeneic endokeratophakia using a hyperopic lenticule in rabbits. Transl Vis Sci Technol, 2021, 10(12): 29.

12. DOROODGAR F, JABBARVAND M, NIAZI S, et al. Customized stromal lenticule implantation for keratoconus. J Refract Surg, 2020, 36(12): 786 – 794.

13. JIN H, HE M, LIU H, et al. Small-incision femtosecond laser-assisted intracorneal concave lenticule implantation in patients with keratoconus. Cornea, 2019, 38 (4): 446 – 453.

14. WEI Q, DING H, NIE K, et al. Long-term clinical outcomes of small-incision femtosecond laser-assisted intracorneal concave lenticule implantation in patients with keratoconus. J Ophthalmol, 2022: 9774448.

15. WU J, XIONG L, WANG Z, et al. Correction of moderate to high hyperopia with implantation of an allogeneic refractive lenticule. J Refract Surg, 2020, 36 (11): 772 – 779.

16. LIU S, WEI R, CHOI J, et al. Visual outcomes after implantation of allogenic lenticule in a 100-μm pocket for moderate to high hyperopia: 2-year results. J Refract Surg, 2021, 37(11): 734 – 740.

17. BRAR S, GANESH S, SRIGANESH S S, et al. Femtosecond Intrastromal lenticule implantation (FILI) for management of moderate to high hyperopia: 5-year outcomes. J Refract Surg, 2022, 38(6): 348 – 354.

18. SUN X, SHEN D, JIANG H, et al. Clinical outcomes of stromal lenticule rotation to correct mixed astigmatism. Eur J Ophthalmol, 2024, 34(2): 574 – 582.

19. LIU S, ZHANG X, ZHOU X. Toric lenticule implantation for correction of hyperopia and astigmatism following small incision lenticule intrastromal keratoplasty with the triple marking method. J Refract Surg, 2022, 38(2): 82 – 88.

20. TANRIVERDI C, OZPINAR A, HACIAGAOGLU S, et al. Sterile excimer laser shaped allograft corneal inlay for hyperopia: one-year clinical results in 28 eyes. Curr Eye Res, 2021, 46(5): 630 – 637.

21. QIN S, ZHENG S, QI B, et al. Decellularized human stromal lenticules combine with corneal epithelial-like cells: a new resource for corneal tissue engineering. Stem Cells Int, 2019, 2019: 4252514.

22. 梁刚, 张丰菊. 飞秒激光小切口角膜基质透镜取出术在眼科临床应用的新进展. 中华眼科杂志, 2016, 52(1): 68 – 72.

23. 尚艳峰, 张丰菊. 飞秒激光小切口角膜基质透镜取出术人体角膜基质透镜再利用的研究新进展. 中华眼科杂志, 2020, 56(2): 144 – 148.

《我国飞秒激光小切口角膜基质透镜取出手术规范专家共识》解读

2016 年颁布的《我国飞秒激光小切口角膜基质透镜取出手术规范专家共识》对 SMILE 这项新技术在临床广泛推广发挥了重要的指导作用。随着技术的提高和软件的不断更新，临床医生的相关认识也逐步深入，2018 年中华医学会眼科学分会视光学组专家和角膜病学组的专家们经过充分讨论，更新了 SMILE 的适应证和禁忌证，同时细化了部分手术并发症的定义及处理方法，发布了《我国飞秒激光小切口角膜基质透镜取出手术规范专家共识（2018年）》。随着 SMILE 的广泛应用，其已经与 FS-LASIK 和角膜表层激光手术并驾齐驱，成为小切口微创手术中具有代表性的角膜屈光手术。本文根据近年来已发表的相关文章及临床大量的病例实践应用体会，从适应证的选择、质量控制、方案优化、风险规避和并发症管理等方面阐述 SMILE 专家共识的临床意义，为指导临床合理规范应用这项技术提供参考。

29. 合理选择手术适应证，关注角膜生物力学变化，防范术后角膜扩张

术前筛查圆锥角膜、对可疑病例进行风险评估、合理选择手术适应证和方案设计尤为重要。目前临床有数十种角膜形态及生物力学检测指标，对于亚临床圆锥角膜及顿挫型圆锥角膜，Belin/Ambrosio 综合偏差值（Belin/Ambrósio, enhanced ectasia display deviation，BAD-D）敏感性最好；而对于早期圆锥角膜的检测，TBI 的准确率最高，其次是 CBI 和 CRF。

SMILE 术中没有形成开放的角膜瓣，长期生物力学更稳定，术后 12 个月 CRF 下降程度较 FS-LASIK 有显著差异。切削透镜厚度将直接影响角膜生物力学强度，大光学区（≥6.5 mm）时，CRF 下降程度更显著。关注角膜生物力学，可提升术后的精准度和生物力学稳定性，从而提升患者长期的视觉质量和满意度。

30. 个性化精准的手术设计能提升手术的可预测性

对于 SMILE，FDA 批准的散光矫正度数最高至 −3.0 D，而我国专家共识规定的最高散光矫正度数可至 −5.0 D。目前设备缺乏虹膜追踪和旋转补偿等定位系统，但角膜缘水平标记、三重集中和角膜缘血管成像引导系统，可以最大限度地减少轴向偏移并提升手术精准性。双眼视及调节功能易受到检查设备、环境及验光

师的影响，应尽量固定。

到目前为止，直接导致术后角膜扩张的确切原因尚不清楚；当设计切削方案时，RST≥280 μm 和透镜厚度指数（LT 指数，最大透镜厚度与角膜中央厚度的比值）≤28% 可作为参考；当患者角膜薄且高度近视时可适当降低角膜帽厚度，以确保在手术计划中有足够的 RST；然而，不建议使用过薄的角膜帽（＜100 μm）。既往认为相对于小光学区，大光学区术后视觉质量更佳，然而荟萃分析显示，大光学区组（6.5～6.8 mm）和小光学区组（6.0～6.4 mm）间总高阶像差（tHOA）、球面像差和三叶草均无统计学差异，仅彗差具有统计学差异。光学区和暗视瞳孔大小之间 0.2 mm 的差异不会对视觉质量产生明显影响。过分增加光学区意味着更多的角膜组织会被削除，对生物力学稳定性的影响更大。在 RST＜280 μm 或 LT 指数＞28% 时 SMILE 术后角膜生物力学特性加速减弱，故不建议盲目扩大光学区。在进行手术计划时，应根据个体的角膜特性（包括屈光度、角膜厚度、瞳孔大小和生物力学特性）调整光学区，以确保手术的安全性并提高患者术后的视觉质量。具体而言，如果患者瞳孔大，可适当扩大光学区，而对于小瞳孔患者，可适当缩小光学区。

PTA 是 LASIK 术后角膜扩张的风险指标，当 PTA 值≥40% 时，发生角膜扩张的患者比例会显著增加。然而对于 SMILE，在 PTA 的计算中角膜帽是否应被视为改变的组织尚存在争议。既往研究发现，有 31.9% 的眼 PTA≥40%，但在术后 3 年仍没有观察到角膜扩张。相比传统 LASIK, SMILE 方式有更广的 PTA 阈值。术中精准定位有助于提升术后视觉质量,目前临床上主要使用角膜光反射法 (coaxially sighted corneal light reflex, CSCLR) 和入射瞳孔中心法 (entrance pupil center, EPC) 两种方法来定位。0.2 mm 以内的微小偏心不会导致术后视力和质量的显著下降,而 CSCLR 与 EPC 相比,有更高比例患者术后等效球镜在 0.5 D 以内。大角度 Kappa 易发生水平偏心。对于 SMILE, 0.335 mm 的偏心将引起明显术后角膜像差。较大的光学区可提升术后视觉质量,而较小的光学区则可能增加术后屈光回退的风险。对于角膜较薄或近视度数较高的患者,如果瞳孔较小,可适当减小光学区设置 (≥6.0 mm),以优先考虑充足的基质床,避免对超高度患者行 SMILE。对于 Nomogram 的设计,既往研究中发现在球镜矫正过程中,中低度近视过矫 7%, −7.0 D 以上的高度近视过矫 12%, 术后欠矫程度更低;而对于散光矫正,散光越大,术后散光欠矫程度越高,故建议散光 Nomogram 过矫 10%。与顺规散光相比,SMILE 矫正逆规散光时可能导致欠矫 0.35 D, 因此在设计散光矫正量时,顺规散光要足矫或轻度欠矫,逆规散光要足矫或过矫。

31. 并发症的防范及围手术期管理

术中为了避免出现透镜难以分离的情况,应避免不适当的激光能量,防止严重的不透明气泡层 (opaque bubble layer, OBL) 和黑斑。对于缺乏经验的低年资医生,早期应避免对过低或过高度数的近视患者进行手术，或适当增加最小微透镜厚度；为防止错层，在进行微透镜分离之前，应首先在切口部位区分上下平面；应熟悉意外后错层分离的迹象，并在发现异常时及时纠正；为了防止角膜帽穿孔或撕裂，角膜帽不宜过薄，应该通过有效的沟通要求患者配合来确保良好的术中固定，以避免眼球突然转动。对于负压吸引丢失，应根据失吸时间决策是否继续手术。

对于扫描透镜面时发生失吸的情况，应避免强行继续手术，可择期重新制作角膜帽及周边切口后再继续完成手术。如术中出现扫描黑斑，应关注黑斑面积及是否在瞳孔区，如黑斑较大，应立即停止手术，再次评估后择期手术。当术中透镜寻找困难时，切忌盲目分离导致出现错层，应经过仔细认真思考后寻找透镜（也可借助前节 OCT 或角膜地形图及术中录像等图像分析确定残留透镜位置），一般透镜易贴于角膜帽，同时术前设计时应避免透镜过薄，以保障透镜的顺利取出。

角膜屈光手术后围手术期感染是一种严重的并发症，但发生率极低，总发生率仅为 0.1%。由于 SMILE 术中没有形成开放的角膜瓣，角膜帽就成了一个条件良好的病原菌培养基，感染在相对封闭的环境内更容易迅速传播，小切口也导致很难直接对病变进行局部用药，这使得治疗更具挑战性。对于感染的管理，预防是首要而关键的环节，应基于病原体的及时判别和区分进行有效的抗感染治疗。围手术期感染治疗的原则是及时查明病因，积极控制感染，精准治疗，缓解炎症反应，尽早挽救视功能。术前应关注存在感染的风险因素，包括术中操作是否无菌轻柔、眼部慢性原发性炎症（如角结膜炎、睑缘炎和泪囊炎、睑内翻和倒睫、长期配戴隐形眼镜或干眼症引起的角膜上皮缺损等）是否得到了合理治疗及规避。如果感染经常规治疗无效，应尽快打开切口，角膜帽内用抗生素进行充分有效的冲洗并取材做病原菌培养及药敏试验从而达到精准治疗的效果。对于严重病例，可以对感染性角膜炎的眼表面和基质内进行连续冲洗或角膜交联。

　　而对于DLK，表现为角膜帽下非感染性弥漫性细胞浸润、白色小颗粒浊积，通常发生于术后1周，最常见于术后1天。为避免DLK的发生，术前应认真检查外眼，严格清洁消毒手术眼，改进医疗器械消毒方法，充分冲洗眼内操作的器械避免残留消毒剂和杂质等；在手术过程中，选择并设置适当的能量，规范化轻柔操作；手术医生应不断积累经验提升手术技巧，避免重复基质内操作刺激；应合理选择切口位置以防止切口出血进入层间，避免油脂和眼泪积聚。术后，局部应用预防性糖皮质激素滴眼液并定期随访。对于典型的较重的Ⅱ级以上DLK，应及时进行层间冲洗，同时建议局部使用强效的糖皮质激素滴眼液。对于Ⅲ～Ⅳ级严重症状不缓解眼，可以联合口服类固醇，后随着症状的改善逐渐减少剂量。

　　本文根据专家共识的内容重点阐述了飞秒激光小切口角膜基质透镜取出术的适应证、手术方案设计与技巧和并发症防范，从这 3 个维度梳理了围手术期的细节管理和重点防范策略，能帮助临床屈光手术医生尤其是年轻医生夯实基础、提升技能、缩短学习曲线。同时也对严格把控手术质量、设计个性化方案、进一步掌握手术细节并提升手术技巧均有积极的促进作用，达到为患者提供良好视觉质量的目的。

参考文献

1. HERBER R, HASANLI A, LENK J, et al. Evaluation of corneal biomechanical indices in distinguishing between normal, very asymmetric, and bilateral keratoconic eyes. J Refract Surg, 2022, 38(6): 364 – 372.

2. HERBER R, PILLUNAT L E, RAISKUP F. Development of a classification system based on corneal biomechanical properties using artificial intelligence predicting keratoconus severity. Eye Vis (Lond), 2021, 8(1): 21.

3. ELMOHAMADY M N, ABDELGHAFFAR W, DAIFALLA A, et al. Evaluation of femtosecond laser in flap and cap creation in corneal refractive surgery for myopia: a 3-year follow-up. Clin ophthalmol, 2018, 12: 935 – 942.

4. SOBIERAJEWICZ J, PRZEKORACKA-KRAWCZYK A, JAŚKOWSKI W, et al. The influence of motor imagery on the learning of a fine hand motor skill. Exp Brain Res, 2017, 235(1): 305 – 320.

5. WU Y, HUANG Z. Comparison of early visual quality in patients with moderate myopia using different optical zones in small incision lenticule extraction (SMILE). BMC Ophthalmol, 2021, 21(1): 46.

6. ONG H S, FAROOK M, TAN B B C, et al. Corneal ectasia risk and percentage tissue altered in myopic patients presenting for refractive surgery. Clin ophthalmol, 2019, 13: 2003 – 2015.

7. LEE H, ROBERTS C J, ARBA-MOSQUERA S, et al. Relationship between decentration and induced corneal higher-order aberrations following small-incision lenticule extraction procedure. Invest ophthalmol vis sci, 2018, 59(6): 2316 – 2324.

8. PEDERSEN I B, IVARSEN A, HJORTDAL J. Changes in astigmatism, densitometry, and aberrations after SMILE for low to high myopic astigmatism: a 12-month

prospective study. J Refract Surg, 2017, 33(1): 11 – 17.

　　9. IVARSEN A, GYLDENKERNE A, HJORTDAL J. Correction of astigmatism with small-incision lenticule extraction: impact of against-the-rule and with-the-rule astigmatism. J Cataract Refract Surg, 2018, 44(9): 1066 – 1072.

　　10. WANG Y, MA J, ZHANG L, et al. Postoperative corneal complications in small incision lenticule extraction: long-term study. J Refract Surg, 2019, 35(3): 146 – 152.

出版者后记
Postscript

科学技术文献出版社自 1973 年成立即开始出版医学图书，50 余年来，医学图书的内容和出版形式都发生了很大的变化，这些无一不与医学的发展和进步相关。"中国医学临床百家"丛书从 2016 年策划至今，感谢 1000 余位权威专家对每本书、每个细节的精雕细琢，现已出版作品数百种。2018 年，丛书全面展开学科总主编制，由各个学科权威专家指导本学科相关出版工作，我们以饱满的热情迎来了"中国医学临床百家"丛书各个分卷的诞生，也期待着"中国医学临床百家"丛书的出版工作更加科学与规范。

近几年，中国的临床医学有了很大的发展，在国际医学领域也开始崭露头角。以首都医科大学附属北京天坛医院牵头的 CHANCE 研究成果改写美国脑血管病二级预防指南为标志，中国一批临床专家的科研成果正在走向世界。但是，这些权威临床专家的科研成果多数首先发表在国外期刊上，之后才在国内期刊、会议中展现。如果出版专著，又为多人合著，专家个人的观点和成果精华被稀释。为改变这种零落的展现方式，作为科技部主管、中国科学技术信息研究所主办的中央级综合性科技出版机构，我们有责任为中国的临床医师提供一个系统展示临床研究成果的舞台。为此，我们策划出版了这套高端医学专著——"中国医学临床百家"丛书。

"百家"既指临床各学科的权威专家，也取百家争鸣之义。

丛书中每一本书阐述一种疾病的最新研究成果和专家观点，按年度持续出版，强调医学知识的权威性和时效性，以期细致、连续、全面展示我国临床医学的发展历程。与其他医学专著相比，本丛书具有出版周期短、持续性强、主题突出、内容精练、阅读体验佳等特点。在图书出版的同时，同步通过万方数据库等互联网平台进入全国的医院，让各级临床医师和医学科研人员通过数据库检索到专家观点，并能迅速在临床实践中得以应用。

在与作者沟通过程中，他们对丛书出版的高度认可给了我们坚定的信心。北京协和医院邱贵兴院士说"这个项目是出版界的创新……项目持续开展下去，对促进中国临床学科的发展能起到很大作用"。我们感谢这么多临床专家积极参与本丛书的写作，他们在深夜里的奋笔，感动着我们，鼓舞着我们，这是对本丛书的巨大支持，也是对我们出版工作的肯定，我们由衷地感谢作者的支持与付出！

在传统媒体与新兴媒体相融合的今天，打造好这套在互联网时代出版与传播的高端医学专著，为临床科研成果的快速转化服务，为中国临床医学的创新和临床医师诊疗水平的提升服务，我们一直在努力！

科学技术文献出版社